换个角度看医美

王保生 / 著

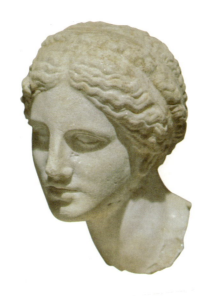

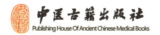

中医古籍出版社
Publishing House Of Ancient Chinese Medical Books

图书在版编目（CIP）数据

换个角度看医美 / 王保生著 .-- 北京：中医古籍出版社，2018.6

ISBN 978-7-5152-1775-8

Ⅰ.①换… Ⅱ.①王… Ⅲ.①美容—整形外科学 Ⅳ.① R622

中国版本图书馆 CIP 数据核字（2018）第 160481 号

换个角度看医美

王保生　著

责任编辑	朱定华
出版发行	中医古籍出版社
社　　址	北京东直门内南小街 16 号（100700）
经　　销	全国各地新华书店
印　　刷	天津中印联印务有限公司
开　　本	710mm×1000mm 1/16
印　　张	12
字　　数	160 千字
版　　次	2019 年 2 月第 1 版　2019 年 2 月第 1 次印刷
书　　号	ISBN 978-7-5152-1775-8
定　　价	88.00 元

医美丛书编委会

主　编：王保生

副主编：张金霞　王亚楠

编　委：尹　林　杜　比　李东田　孙中生　聂云飞　孙多勇
　　　　刘成胜　申五一　张月红　李佩珊　黄庆武　黄金龙
　　　　代金荣　鲁树荣　刘彩琴　刘子萌　刘彩霞　王　珂
　　　　王铁钢　张展鹏　宋　君　吕文华　陈　晨　刘乘霖
　　　　沈　健　刘　莹　刘　瑛　李双均　顾祥宇　宋茂启

推荐序

有幸拜读了王保生医师主编的《换个角度看医美》书稿，为其所提出的新的观念而深感震撼。作为一名职业的整形美容外科医生，在从事整形美容外科专业48年的过程中，虽然对医美（医学美容的简称）专业的内涵有了一定的认识，但像作者在该书中所阐释的如此透彻，我还真是自愧不如。真可谓后浪推前浪，一代胜一代啊！

看得出来，本书内容及思想、理念完全来自于作者的实践和感悟，包括从一个外科医生到整形医生，再到爱上医美专业，也包括在从事医美行业近30年的历程中，如何从创业到稳定，再到创新，形成独特的学术新理念，创建出自己的专业团队，的确为医美行业作出了自己的贡献。

本书所着重提出并阐述的有关医美专业新的观念、新的理论、新的操作技能，为从事医美专业的相关工作者和求美者提供了崭新的视角；同时，感谢作者的无私奉献精神，书中提供的宝贵临床经验，也为相关人士提供了一个学习的捷径。

希望阅读本书的医美工作者从中有所体悟，有所收获，并能对所从事的专业有所帮助，有所裨益。

我为王保生医师及其团队在医美临床工作中作出的贡献感到欣慰，也为本书的出版感到由衷的高兴，所以非常乐意为之作序。

中国整形美容协会第二届理事会 副会长
江苏省整形美容协会第一届理事会 会长
杨定文
2018年3月18日于南京

自 序

横看成岭侧成峰，远近高低各不同。

为什么要换个角度看医美？自然是其来有自，无外乎医美内外环境的变化和人们对于医美认识的一些误区。

其一，是因为人们对于美的看法，发生了颠覆性的转变。过去讲"人不可貌相，海水不可斗量"，强调"不以貌取人"。而当下，有一句颇为流行的话说：颜值就是生产力。美就是正义，颜值决定结果，甚至已经越来越成为社会的共识。

斯诺登也好，美女总检察长娜塔莉亚也好，人们面对如此高的颜值，网上总会出现这样的调侃："虽然我不知道他们做了什么，但是我觉得他们做的是对的，因为美就是正义。"虽然是调侃，但大量事实证明，无论是求职就业，还是法庭审判，甚至是体操、跳水等体育比赛打分，人们总是不自觉地偏向高颜值的人。

但是，颜值是高是低可是爹妈给的，属于先天条件啊！没错。有道是，堤内损失堤外补。先天条件也可以后天改造嘛！美容塑身就是一套行之有效的改造办法。

其二，医美已经从过去的医学与美容行业的边缘地带，跨入"颜值革命"浪潮中最具发展前景的一个风口性行业。当人们的基本需求得到满足后，"颜值革命"从悄然袭来到愈演愈烈，大众追求美的本能得到前所未有的激发，对整形、微整形的需求自然与日俱增。根据相关市场调查，在人口老龄化和人群收入提高的双重推动下，中国求美者数量将呈现爆发式增长。

各大医院的整形美容科和各医疗美容机构门庭若市，同时医美机构数量也在不断增加。除了从0到1建立新医美机构外，还有生活美容集团也转而开拓医美市场。除了内部资金不断滚雪球扩张机构外，异域资金也纷纷加入。如火如荼的势头，自然也是有志者的大好机会。

其三，医美虽然是医学中的一个分支，而出发点和目的都是为了美。所以在医美中，美是排第一位的，医则是排第二位的。医只不过是手段而已，美才是最终要达到的目的。医美中虽然要求医术必须过硬，但是更重视通过医学技术而包含的艺术含量。另外，医院治疗的对象是患者，而医美的对象则是顾客，二者的身份显然迥然有异。

毫无疑问，医美首先是一门技术，同时也是一门艺术，是一门以人体形式美理论为指导，采用手术和非手术的医学手段，来直接维护、修复和再塑造人体美，并以增进人的生命活力为目的的一门新兴技术和艺术。医美，尤其是整形美容，更多的要求是美学知识、艺术修养以及心理学。

其四，求美不仅只是盯在某一点，还要整体观照，按层次设计并实现塑身美容的目的。正所谓"不谋全局者，不足谋一域"，医美设计应该摆脱"头痛医头、脚痛医脚"的思维框框，遵循从"体形美＞脸型美＞五官美"的层次顺序，在顾客身材容貌的现实基础上因地制宜，进行个性化塑造美化。

俗话说，美在千人千面，而非千人一面。女人与男人的美，也不应该以一种或者简单的几种形式予以框范。正如花儿存在玫瑰、牡丹、兰花、梅花等林林总总的样式，美女自然也可以有各种各样的美法，帅哥自然也可以有各种各样的帅法。

其五，医美行业早已鸟枪换炮，造美手段也是丰富多彩。现在的医美可以综合运用骨雕、线雕、脂雕、皮雕等技术手段，实现"V-S青春定格术"，V解决脸型问题，S解决体形问题。医疗美容既可以分项目，也可以综合，甚至可以打包设计，以解决求美者整体且长效的美体美容期望。

有道是，美人在骨不在皮。人体美学明确定位：人的面相美与丑、老与少，70%取决于骨骼的结构与形态，30%才是软组织（脂肪、肌肉、皮肤）。而中国医美三十年来更多关注的是软组织，面对70%的骨骼框架未予足够重视。结果，你再怎么在软组织上下功夫，也顶多是30%的效果，还有70%的问题根本没解决，那结果就可想而知了。

总之，换个角度看医美，就会看出不同的门道。我们期望本书对于求美者、医美工作者、投资者以及其他读者来说，都能起到一定的启迪作用，对于医美有一个耳目一新的认识。

能够帮到每一个人，既是我们的追求，也是我们的快乐。祝愿大家的身体、容貌、生活、事业，一切皆美！

目 录

第一篇　医美三十年之感悟

第一章　我的医美经历
一、初识整形 // 4
二、告别军旅 // 6
三、医美之路 // 8

第二章　从医术到艺术的升华
一、审美教育启迪 // 14
二、做人体艺术家 // 16
三、做合格的医美医生 // 17

第三章　以医美为事业
一、医美艺术传播者 // 22
二、医美医生的理想组织模式 // 25

第二篇 客人——求美者

第四章 求美的若干基本认知
一、美的几个特性 // 32
二、爱美之心人皆有之 // 35
三、美在千人千面而非千人一面 // 38

第五章 求美步骤一二三
一、体形美 // 45
二、脸型美 // 47
三、五官美 // 49

第六章 求美的迷失——梦想和误区
一、求美者的五个"梦" // 52
二、求美者的六个"伤" // 54
三、求美者一定要去面诊 // 58

第三篇 咨询师——人体艺术设计师

第七章 咨询师在医美行业中的重要地位
一、"三分手术，七分咨询" // 64
二、咨询师职业的现状及前景 // 66

第八章 怎样做一个出色的咨询师
一、出色咨询师的条件 // 70
二、咨询师与求美者的关系 // 74

第九章 咨询师的实操技巧
一、引导求美者做好医美前心态自评 // 80
二、医美咨询的需求点和技巧点 // 84
三、针对不同的顾客类型采取不同的咨询策略 // 86
四、面部十二宫开运整形秘密 // 95

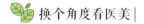

第四篇　医生——人体雕塑艺术家

第十章　医不过是手段，美才是目的
一、手段与目的不可混为一谈 // 104
二、必须补足的艺术修养短板 // 106
三、医美医生所追求的那个境界 // 108

第十一章　衡量医美医生的三个标准
一、具备扎实的医学知识与技能 // 112
二、培养并具备美学和艺术修养 // 113
三、熟悉并掌握心理学 // 117

第十二章　美在整体协调和比例适当
一、第一个看点——体形美 // 123
二、第二个看点——脸型美 // 124
三、第三个看点——五官美 // 126
四、第四个看点——神韵美 // 130

第十三章　微整形的四大技术
一、骨雕——雕塑骨子里的青春美 // 134
二、线雕——塑造美的曲线与轮廓 // 136
三、脂雕——加减法下的形体雕塑 // 138
四、皮雕——创造皮肤返老还童的奇迹 // 140

第五篇　杜比讲——人物美学知识

第十四章　美的认知——美与审美

一、什么是美 // 148

二、审美——人物美学怎么说 // 150

三、人物美学对审美差异化的认知 // 152

第十五章　美的愿景——想要的与想美的

一、两个误区与一个路径 // 156

二、想要的——设计的四个递进关系 // 158

三、想美的——美的三大构件 // 168

第十六章　美的呈现——坐标点和关联技术

一、求美者的目的是整个人变美 // 172

二、各种美学实现技术的关系 // 174

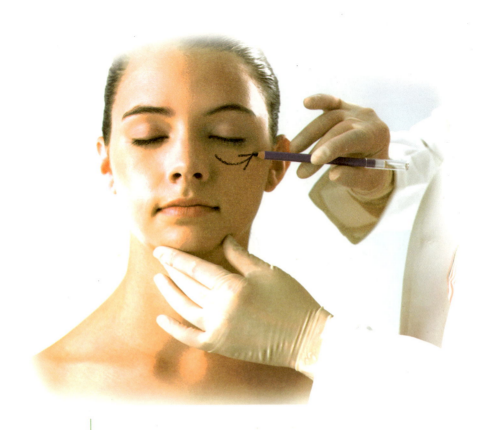

第一篇
医美三十年之感悟

医美三十年，弹指一挥间。

从青丝如云到鬓角染霜，我把一生中最美好的岁月都奉献给我最爱的医美事业。我的医美及心路历程大致可以概括为：外科医生——整形医生——美容医生——人体艺术家——医美艺术传播者。

回首过往的那些追梦的历程，实在是有太多心灵感悟可以总结提炼，以分享给同我一样追求医美梦想的美容医生与广大求美者。

第一章 我的医美经历

曾经沧海难为水，除却巫山不是云。

——元稹

　　说起来，已经是四十年前的事情了。那时从医学院毕业后，我如愿以偿地当上一名外科医生。作为医生，其天职就是救死扶伤，当然要天天工作在病残伤痛的环境里。虽然有时也能看到病患获得治愈后快乐的笑脸，但更多时候看到的显然是悲伤而又无助的神情。为此，我一直期盼着：世界上能否有一种既能治病救人，工作环境又祥和快乐的医学学科诞生呢？

　　也算是天遂人愿吧。随着中国改革开放春风的劲吹，人们的生活也一天比一天好起来。古人说："仓廪实而知礼节，衣食足而知荣辱。"物质生活提升了，人们自然开始追求精神生活，不少人想要变得年轻、漂亮、更自信。这样，医疗美容外科就随着市场的需求应运而生了。她可谓是一个既能改善人的外貌颜值，又能提升人的内在灵魂的医疗服务学科。正是因为有了医美，才有了我的医美经历，也就有了我从事医美事业三十年的心路历程。

一、初识整形

20世纪80年代后期，伴随着改革开放的进程，军队医院也逐步对地方开放。分部机关把南京几家医院离退休老专家组织起来，成立了一个专科医院。作为业务院长，我有很多机会和南京地方医院各个学科的医生接触交流。值得一提的是当时南京鼓楼医院烧伤整形的杨定文主任给了我许多机会接触并了解整形外科手术操作和设计理念。在这个过程中，我逐渐对整形外科的工作产生了兴趣，而且越来越喜欢。

恰在此时，南京军区"烧整外科"技术干部的进修培训，给我创造了一次绝佳的转折机会。就这样，我幸运地参加了作为全军最具权威的烧伤救治中心——重庆第三军医大学为期一年的美容外科业务培训。

在这个亚洲最大的烧伤中心里，其烧伤中心主任就是业界知名的"黎家三兄弟"之一的黎鳌教授。

十几层的大楼，接待的都是来自于全国各地烧伤救治及功能再建的患者，一眼望去，尽是那些因烧伤而面目狰狞、痛苦不堪的人。烧伤整形科，其实就是最早的美容外科分支的前身。

整形外科工作，无非是对先天和后天形貌缺损的修复。经过无数的烧伤后期植皮和功能再建手术，让我明白了一个现实，现有的医疗技术只能对功能有所恢复，但是外观看起来还是恐怖。记得有的患者调侃说："你们整形医生只能把我由七分鬼变成三分鬼，最终还是鬼。"这也是对整形外科的真实写照。坦率地讲，整形外科除了能使患者的痛苦和让人恐怖的外形有所减轻外，根本无法恢复患者原有的容貌。那个时候我就觉得，修复伤痛弥补缺失，并不是我能够完全倾心的工作。我更希望用双手去创造人体的美丽，为之锦上添花。

在这一年的培训时间里，除了完成规定的学习任务，我把更多的时间投入在学习美容外科业务上。在1990年的时候，外科美容无外乎鼻子、眼睛这些小型手术，最大的也不过假体丰胸手术，仅此而已。但是，这些却是今天大医美的基础。没有基础，自然也就谈不上医美的发展与繁荣。

在这段时间里，我要特别感谢我的医美启蒙老师李世荣教授，感谢他的悉心关怀与全方位的引导。李世荣教授是一位独具魅力的医美与人生导师，他不仅医学功底造诣深厚，美容手术做得漂亮，一招一式都要求准确到位，动作还要求优美。就比如一个缝合出针拔线的动作，不但不能拖泥带水还要做出一个优美的弧线。术区那叫一个干净，手套上都见不到血迹。给他做助手，必须全神贯注，一个跟不上就要换人。除了手术精湛外，他琴、棋、书、画也样样精通。还有不知啥时候练就的硬气功，用脚都踩不碎的青霉素瓶子，他一咬牙一瞪眼就能用手指将其捏碎，而且毫发无损。后来还听说，四川的变脸绝活他也能玩得转。而我是一个悟性极高的人。一年的进修学习不仅学到了医美专业知识和技能，还学会了许多人际交流中不可缺少的技能如麻将、跳舞，甚至划酒拳。让我这个原来见到女士都脸红的人，回到南京军区医院时，见谁都能两眼看着对方打招呼，说"你好"。千万别小看这个看似不起眼的变化，它对我以后的医美生涯可是起到了非常重要的作用。因为做好医美一定要会和顾客沟通，而在现今的医美临床工作中，仍有许多医生不会沟通，或不重视沟通环节的重要性。

因为我与师母同为河北保定人，恩师师母自然多了些偏爱，我因而获得了更多学习与生活上的照顾。因为有这一段不解之缘，让我在与师母相处的日子里，明白了人生中不仅有工作，更有丰富多彩的生活。同时，我的人生由黑白世界一下子变得色彩斑斓，也对医美事业升腾起无限的憧憬。由此让我认清了自己真正的天性，也多少转变了我的性格，让我重拾少年时的斗志，去发掘自我人生的价值。

感谢恩师带我走进了美容外科，找到了打开医美大门的钥匙！

二、告别军旅

为期一年的培训学习结束后，我依依不舍地离开了第三军医大学西南医院，怀揣着自己的梦想与抱负回到了南京军区，如愿以偿地从事起整形美容的工作。随着改革开放，人们的生活水平逐渐提高后，医院有了美容外科。但当时，整形和美容都在一起，一般上午做整形手术，下午做一些美容小手术，比如做双眼皮、垫高鼻梁等。由此，我慢慢地喜欢上了美容外科。美容外科是给正常人做外科手术，属于一个锦上添花的学科。在整形美容科，我尽可能避开创伤性整形修复手术，而是主动选择一些美容外科手术去创造美丽，而在当时的那个年代，整个社会极左思潮依然盛行，美容外科被鄙夷为"无病呻吟"，很不被社会看好，当然也就不受重视。而那时的我，却看到了美容外科的无限前景，未来的社会效益与经济效益绝不亚于包括心脑外科在内的大外科。

当时，我作为美容外科的医生，为了能更好地研究脂肪抽吸项目并开展业务，曾经三次提出购买脂肪抽吸机的申请，但并未引起上级领导的重视，三次申请均被驳回。此事给我带来严重的挫败感，并由此促使我做出脱掉军装复员转业的决定。作为副团级技术军队转业干部，地方人事部门要给我安排医院的处级职务,但是我还是毅然决然地选择了复员。军队干部复员就像地方工人买断工龄,给笔钱不管工作安排。这个选择让我有意无意中还成了在国内比较早的、脱离体制内的自由执业医生呢。

后来,我在医美演讲中经常说到此事:我在公立和民营医院里都工作过,我十分清楚体制内医生的身不由己。你要有啥创新的想法,首先要征得科主任、院领导意见,其中任何一级领导不同意,就没戏了。久而久之,你的锐气越来越小,最终顺其自然,得过且过熬到退休。

尘埃落定之后,不免有些四顾茫然,陡然从内心生出一丝胆怯来。我从十六岁当兵,二十几年的军旅生涯完全与社会脱钩,突然重返社会,又能否适应社会现实生活呢?有道是,追梦的征程没有退路。因为不想赖在安逸的温床,于是我依然抱持着希望与梦想,再次踏上全国各地求学的旅程,以求学到更多的技艺来实现我那些美好的抱负。在这里必须要提到原天津铁路中心医院的韩建群主任,他应该是肿胀麻醉第一人。记得他多次讲过,他的肿胀麻醉论文递稿几次,都因利多卡因用量严重超药典被退回。也就是这个后来被业内认可的肿胀液配方,让我在以后几十年的医美生涯中,从头做到脚,都安全无事故。谢谢韩主任!

游学之旅结束后,我怀揣着转业的复员费回到了老家河北保定,并在那里成立了普济整形美容门诊部。

当时,不管是在医疗行业内,还是普通老百姓,都普遍认为美容外科是个"小儿科"。但我在临床工作中却感悟到:美容外科是一个具有社会价值和经济价值的学科,而不是无病呻吟、没事找事的"小儿科",甚至是一个让人从外形到内心都能得到治疗和调整的学科。大量生活现实告诫我们,一个人骨折不一定会想到去死。但是一个人容颜丑陋或者被毁损,却很可能去跳楼。所以说,美容外科也是某种意义上的治病救人。我们的医疗机构当时定名为"普济医疗美容",其寓意就是美容手术也可以"普渡

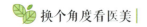

众生，救济大众"，也是对当时人们看不起美容外科现状的"回敬"吧！当然也是给自己打气助威。

三、医美之路

在家乡开创医美事业，是从三个房间的整形美容门诊开始，直至最后形成独具规模的整形医院。从三条腿的手术床，到现代化的医疗设备，普济整形医院就如同自己的孩子，可以说付出了我的全部心血。十七个年头寒来暑往的艰辛付出，我虽然放弃了原来那种在体制内朝九晚五的规律生活，获得了自己掌控一切的自由，但集管理、咨询、手术、财务、后勤等全方位工作于一身的角色，使得我一年当成了三年过，真可谓压力山大，而支撑自己的正是对医美行业的热爱。

在做过无数台手术之后，更是不断地发现了自身的不足，回首以往，难得有让自己心怡的作品。从事医美这么多年，学习上坚持不懈，工作上一丝不苟，视求美者如亲人，掏心掏肺地去服务。一年下来也没一两个"蝶变"，大部分客人说"还行"，小部分客人不满意，极少数人还要投诉你。问题出在哪里了？有没有解决的办法？这时，不得不重新进行反思，医美事业的真正价值和意义究竟在哪里呢？

通过不断反思，逐渐清晰了一个问题，那就是医美真正的意义不在医，而是在美！这个让我如梦初醒的认知，使我更加清楚地认识到自己美学知识和艺术修养的欠缺。的确，美容外科医生只有具备足够的美学知识和技能以及一定高度的艺术修养，才能做出锦上添花的艺术品；反之，其结果则往往是画蛇添足。正因为如此，我觉得只有抓紧时间弥补甚至是恶补自己的美学知识和艺术修养,才有可能达到我原来所憧憬的医美目标。

正如一位业内知名专家所言:我们比一般行业更需要知道,人体的什么样子才是美,而且美的自然。因为我们的工作性质,实际上是在通过医美手术让别人变得更美。如果我们没有这种基本的认知能力,或者这种能力得不到与时俱进的更新与进化,那么我们将被淘汰。

换言之,医美医生除了具备临床和手术操作技能以外,必须补上艺术提升这块短板。

以穿衣戴帽为例。人们出门,总要穿戴好褂子、裤子、鞋子、帽子,整整齐齐才像个样子,少了一样自然会被人取笑。医美亦是如此,不能只见树木不见森林,只注重单纯的鼻子、眼睛,而忽略整体的和谐之美。

与此同时,在对待术后效果的评价上,我也发觉求美者与医生有着相当大的差异。医生满意的,求美者不一定满意;医生不满意的,求美者不

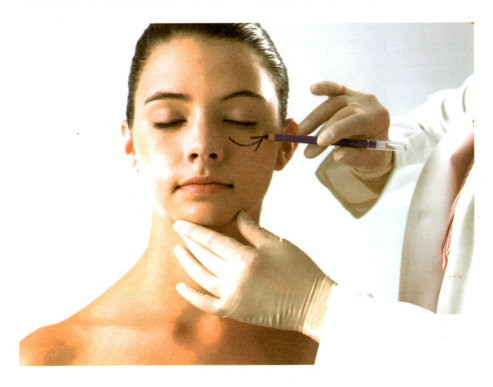

一定不满意。往往在整形医生看来，只要符合"三庭五眼""四高三低"的国际美学标准，当然就是成功的医美手术，而在求美者那里却不一定。也就是说，在人们的内心，美是没有标准的。

我曾经针对一位四十几岁的中年女士进行面部调整（该女士颜值较高），通过审美设计和精心手术，结果一下年轻了七八岁，她当时表示非常满意。但三个月过去后，她突然来院大吵大闹，说这也不好，那也不好。客服拿出对比照片给她看明显年轻的证据，她也不承认，就是对术后的结果不满意。为什么会这样呢？因为她离婚了。她来进行面部整容的目的，表面上是为了看上去更年轻，实际上是为了维持婚姻。她个人认为是自己不年轻了，丈夫嫌弃她，想通过美容手术来挽救家庭。事实上，她进行整容以后也没有保卫住自己的婚姻，因此造成了对整容手术的不满情绪，进而导致她进行投诉。这个事情说明，术前的心理评估至关重要，这就要求我们做整形美容手术前，一定要了解当事人为什么要做美容手术。因为不像传统手术，骨折了，患阑尾炎了，通过体检、实验室检查一般都会明确手术目的。而一个身体健康的人来做美容外科手术，除了外貌还有内心如何想的问题。你如果没有心理学知识，不去做术前心理评估，单纯靠外貌来定手术方案，那你极有可能会费力不讨好，因为美是没有千篇一律的标准的。在手术前，医生必须对求美者进行心理评估，了解清楚求美者的真正诉求，才能更好地保证手术的成功，同时降低术后投诉风险。

坦率地讲，对美的认知存在着不同的境界，并非心同此理，而是因人而异。虽然整形医生做的是客户的需求，但是引导客户也颇为重要。追求美只是一个起点，进一步认识美，从而找到美的感觉与灵性，才能更好地让顾客认同医生的设计方案，在医生的指导下进行实际调整，实现从量变到质变，最终达成求美的理想效果。可以这样说，医者与求美者如果没有一致的审美标准，再高超的医术也是空谈。

第一篇 医美三十年之感悟

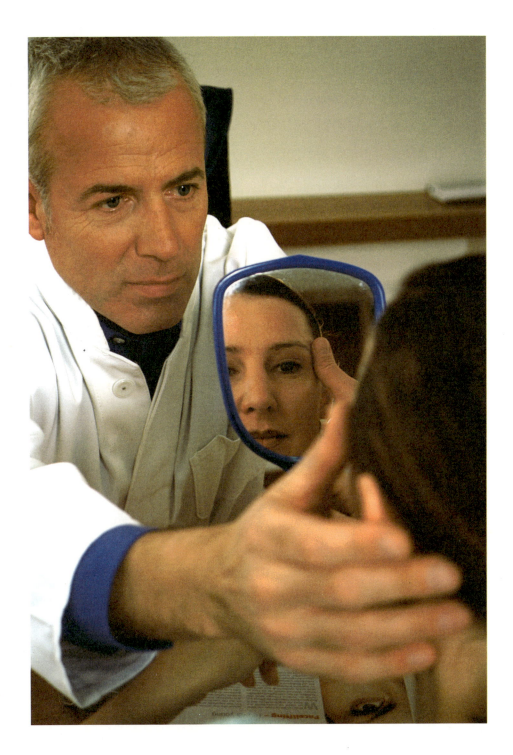

无数的经验教训证明，真正的美容外科手术是心理与外形的共同调整与治疗。后来，我曾经为一位报社女记者做了厚唇变薄的手术调整。这位女记者文笔很好，从小到大都是学习尖子，工作后也是工作骨干。但是颜值一般，也从来不注重打扮，也不化妆。因为调整前沟通到位，对她的求美诉求非常清楚，手术效果非常好，所以手术后她的信心倍增。一天甚至要换两套衣服，原来哪里人少去哪里，现在哪里人多去哪里，那个自信满满的状态与术前判若两人。她不仅开始重视其形象装扮，在事业上也是风生水起。后来和她聊天谈起此事，她说从小就对自己的外貌很不自信，尤其厚唇的外观，做了整容手术后感觉那块压在心上的大石头一下子落了地。因此，我们不得不承认，形象的改变甚至真的可以影响人的前途命运。

至此，我已经很笃定地认识到，一位合格的美容外科医生，必须具备医美知识"铁三角"，医学、美学、心理学一个都不能少。只有这样，才能在医美事业中，庖丁解牛般游刃有余。

对于医美医生而言，你的成就感绝不仅仅是做了一个普通手术，也绝不仅仅是完成了一件美术作品，而是更在于医学、美学与心理学上的高度统一和认可，因为你每天面对的不是冷冰冰的艺术品，而是活生生的人。

一位主要从事耳再造手术的医生说："耳再造是一项医疗技术，但也像是一门雕刻艺术，每次做出一个耳朵，真的会有做出艺术品的感觉，很有成就感。"

所以我们说，美容医生的作品不仅仅是技术品，更应该是艺术品。不仅仅解决身体与五官的和谐，更应该是求美者内心与社会人群和谐相融的杰作。只有以此标准来衡量我们的术后效果，才能降低投诉率，提升满意率。

第二章　从医术到艺术的升华

技可进乎道，艺可通乎神。

——魏源

　　记得蔡元培为刘海粟祝寿的一副对联：技进乎道庶几不惑，名副其实何虑无闻。意思是：技艺进入道的高深阶段，大抵就可以不迷惑了；名称与实际相符，何愁不出名呢？

　　其实，很多技术都是可以进入到高深境界的。尤其是作为医疗美容的整形技术，不仅可以进入到高深境界，而且是必须进入到高深境界的，否则就是对医美这个概念的玷污了。

　　的确，医学美容是一门高级的艺术，它不仅是美学上的一种创新，更是人体审美的新境界！

一、审美教育启迪

在学习美学的道路上，我有幸得到了尹林老师的审美教育启蒙。

作为我国第一位整形硕士研究生，尹林老师对美容整形外科拥有毋庸置疑的权威。尹林老师的手术特点是：创伤小、恢复快、效果自然、美观度尤佳。在他的身上，有着国内整形专家中少有的艺术家气质。在他看来，优秀的整形专家在技术之外必须要修身养性、通晓百家，精通解剖、绘画、雕塑、美学、音乐，这就是中国古语"功夫在诗外"的境界。

正是得益于精湛的绘画功底和艺术气质，被美国医师协会、绘画协会吸纳为会员的尹林认为，整形医生必须具备高尚的审美格调和高深的美学功底。唯有这样，才能面对千变万化的面部构造时，做到胸中自有千秋；唯有这样，才能依据消费者不同的体貌特征、气质神态塑造出千姿百态、个性鲜明的完美真我。由此，尹林老师被业内同行誉为"整形医生里的艺术家"。

在整形方法体系中，美学是整形美容外科追求的高度，心理学是整形美容外科贯穿到底的深度，医疗技能是整形美容外科完成追求的手段。

正是缘于尹林老师的教育启发，提升了我在美学方面的认知与感悟。真正的人体艺术美，不只是停留在所谓"三庭五眼""四高三低"等国际美学标准的静态美水平，更要体现出有动态和静态的平衡美，这当然需要空间曲线、大小比例、参照物等多角度元素来展示。

随着美学修养的提升，我不再满足于只是做一名美容整形医生，而是

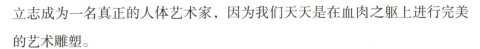

立志成为一名真正的人体艺术家,因为我们天天是在血肉之躯上进行完美的艺术雕塑。

如果一位美容医生就是把单眼皮变成双眼皮、低鼻梁变成高鼻梁、胸小变大、胸大变小,那他只是完成了"医生"的工作,却忽视了"美容"的工作。人是一个整体,整体感是大于局部感的。一个女人眼睛再好看,鼻子再漂亮,脸型是个大方脸,还不能算是美女。

而在血肉之躯上进行艺术雕塑,的确不同于人们通常理解的整形手术。整形手术只是属于医学范畴,无非是运用解剖知识和手术技巧,以完成医学上的施术要求而已。而在血肉之躯上进行艺术雕塑,不仅是艺术上的加加减减,而且重点在于艺术的创作,人物的体态体貌、个性特征,还要神形兼备、内外兼修。需要真的懂绘画、真的懂塑形,也就是真正懂得人体审美设计理念和审美的实际呈现。

而我们现实的教育现状决定了,即使是再权威的医美医生,也只有医学理论的学习与实践经历,却普遍缺乏艺术的修养和美学的教育与熏陶。我们的医美医生很多只是停留在打造单体部位的完美,却无法顾及和谐、自然的整体审美效果,最重要的则是无法实现形、神、韵的完整统一。

"一个美容医师如果不懂艺术,欠缺美学知识,就可以认为他是在闭着眼睛做手术。尽管他尽心尽力去完成手术,但也极有可能会画蛇添足。只有扎实的美学知识和技能、有较高的艺术修养才有可能做到锦上添花。"这是我近几年在演讲中常说的话。虽然还有许多人只是口头上赞成,是头点心不点。但我相信他们早晚会从内心认识到这一点,除非他不想做一名合格的美容外科医生。

二、做人体艺术家

要成为一个合格的整容医师，必须要懂得艺术。因为医美绝不是单纯的医学技术，还要有对美的理解和运用。所以说，医美医生应该是医生中的艺术家，而且要把每个客人都看成是自己的完美作品。

原来我们认为和艺术家们是隔行业，今天应视为同行业。只是画家、雕塑家们是在纸上、石头上、木头上绘画雕塑，而我们整容医师是在血肉之躯上雕与塑，况且被雕塑的对象是一个活生生有思维和话语权的人。为此有人说，我们是一群带着枷锁的人体雕塑家。但是，我也愿意为之。

近些年很多医生也在喊美学，但真正静下心来学习美学、亲身感悟、用心体会的又有几人？而我在各种学术交流会上发现，凡是有点美学功底、艺术修养高的医生，他们的设计理念和手术效果都不错，口碑也好，粉丝也多。为此，我也背上画夹和小学生们一起学素描，在有雕塑的场所学雕塑，参加各种艺术展览，有时还要玩玩陶艺。

几年下来，我发现，泥塑艺术是最适合整形医生和美容咨询师、设计师学习、掌握、理解感悟人体艺术的一门艺术学科。绘画为二维平面，雕塑为三维空间。木雕和石雕是由外向里雕塑，以减法为主；而泥塑是由里向外雕塑，以加法为主。比如泥塑一个人头像，可以先塑骨骼结构，再塑肌肉走向，再塑皮肤毛发，真的太适合医美了。因为即使是在尸体解剖课上，你也不可能把骨头、肌肉、脂肪、皮肤反复动来动去，而泥塑则能满足你。

通过恶补美学知识和技能，不断提升自己的艺术修养，才真正理解到：医术＋艺术＝合格的美容医生及人体艺术家。也从原来"三庭五眼""四高三低"的三维静态美学知识，到懂得审美设计的大小比例、参照物、空间曲线、黄金分割率、体态体相、心理、动态平衡等的五维动态审美设计，让我在以后的医美临床实践中信心满满、游刃有余、感悟迭出。

概括起来，美容医生的作品不仅仅是技术品，更应该是艺术品；不仅仅解决身体与五官的和谐，更是解决求美者心理问题与跟社会人群更和谐相处的杰作。只有以此标准衡量我们的技术，才能减少我们的"失误率"，提升顾客的满意度！

从前我们只知道"学好数理化，走遍全天下"，那不过是作为一般相关职业的要求。而作为医美医生，除了要懂医，更要懂美，艺术修养上应该琴、棋、书、画样样触及，当然还要提升与客户顺畅沟通必不可少的心理学修养。坚持全方位的自我提升，才能适应高速发展的医美事业对医美医生的要求，才能在现代医美事业中行稳致远。

三、做合格的医美医生

如何做一个合格的美容外科医生，这个问题困扰着很多年轻医生。美容外科和其他外科的不同，不只是专业上的问题，最根本的还在于美学问题。从宏观上说美学属于哲学，同时和心理学、社会学、进化论都有密切关系，是医学之外的另一个学科。也就是说，美容外科医生要具有两个学科的知识，这就对美容外科医生提出了更高的要求。

一个合格的医美医生，犹如技艺高超的雕刻大师，不仅要雕刻出外在之美，同时要发掘出内在的灵魂之美、灵秀与神韵之美。而一个医美医生是否合格，则可以看以下几点：

第一点，对美学是否真正理解。一个不懂美的医生，手术再符合医学标准，也未必是顾客想要的。顾客要的不是单纯变得高低和松紧，而是要变得更美更精致。

第二点，对医用材料的熟悉度。比如玻尿酸，从产品的成分到分子量，再到交联率和交联度，都是决定是否应该注射到某个部位以及注射用量的依据。现在可吸收与不可吸收的医用线种类很多，但无外乎大线提升、小线收紧两大功能。

第三点，对解剖学的了解深度。只有通过精细解剖学习，只有亲眼看到面部神经和血管的走行以及肌肉和筋膜的分部分层，医生才能拥有一双会透视的眼睛。

第四点，对医美手术、手法的掌握程度。如脂肪雕塑，对于同一个部位的移植，不同的医生选择进针的角度、抽吸的力度、注射的深度以及注射用量都不一样。娴熟的移植手法，需要靠多年的经验来掌握。

第五点，要懂得心理学。术前要对客人做心理评估，不然，很可能会费力不讨好。

在现实医美实践中，很多医生会开刀手术、会打针、会埋线，但却缺乏审美修养。单纯用"三庭五眼""四高三低"的参数来做美学设计的时代已经过去了，今天需要掌握大小比例、形态、动态平衡、参照物、体相、心理学等知识，而未来则属于能够给求美者创造"个人识别度之美"的医生。如何结合医学、美学、心理学、力学、产品特性等多维度参数做好面部和躯体整形，才是我们每一个医美医生需要为之努力的方向。我们认为美容医生要做到：医术与艺术、理学与心理学、创造与传承兼备。

第一篇　医美三十年之感悟

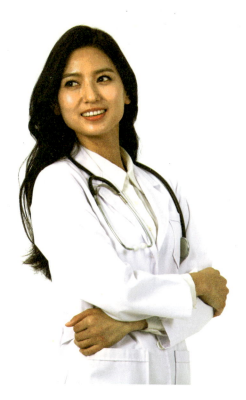

　　在医美行业工作几十年，打过交道的医美医生非常多。而在这些专家中，能在医美的专业技术、美学、人性关怀等方面进行全面系统修行的，屈指可数。有的美容医师，是客户要做什么就为他做什么，缺乏对美的整体规划，客户做完了也不会觉得美了多少，当然也说不出有什么问题。有的美容医师，对自身的技术、审美、设计评估过高，利用客户对其信任往往接下自己并不能胜任的手术，结果却造成对客户生理和心理的创伤，自己往往还认识不到存在的过失。还有的美容医师，认为有些手术没做好很正常，再给免费修修就好了，完全没有换位思考客户的感受。这三类美容医师在中国非常普遍，甚至形成比较固化的状态，当然谈不上美学、艺术领域的研修与造诣。很多医生对人物素描、音乐、舞蹈、乐器、茶道等，基本处于无感状态，创作出来的作品自然缺乏艺术灵气之美。

我心目中好的美容医师,应该具有以下四点修养:

第一,自身就是美的代言人,男医生以绅士的公众形象示人,女医生以淑女的公众形象示人。每一位医美医生对自己的美学形象都有着这样的要求,才好面对自己手术作品的精雕细刻。

第二,专业功底是根本,并坚持医与美结合的专业原则,有着全面的审美眼光。

第三,培养修炼与美相关的艺术兴趣,以增加手术作品的灵动之美。

第四,对求美者注入更多人性关怀与生命尊重,让求美者在专业权威的专家面前也同样感受到一份支持与守护,这一点是中国的专家们要特别修炼的,为自己的手术方案结果负全责。

尤其是在医疗美容快速发展的今天,我们更应该摒弃浮躁,回归医疗的本质。良好的外科及整形外科的素养、美容外科的知识及技术、很高的审美能力、了解就医者的心理需求,是美容外科医师在临床实践中必须具备的条件。

如果我们的行业多些这样的专家,那么中国成为世界第一的医美大国、强国,将是指日可待。

第三章 以医美为事业

衣带渐宽终不悔,为伊消得人憔悴。

——柳永

　　世界万物皆以美为荣,人间众生皆以美为傲。随着人们生活水准的不断提高,人们对身体与容貌美的追求自然也会水涨船高,随之而来对医美的需求也会越来越多。正因如此,我将把我的余生都献给医美事业,医美就是我毕生追求的事业。

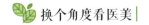

一、医美艺术传播者

二十多年军旅外科生涯，三十年美容整形感悟，给我的最终目标定位是：修炼成真正的人体雕塑艺术家。风雨三十载，自认收获颇丰，有很多经验教训都想分享给同业者和求美者，希望所有珍爱医美的人们少走些弯路，多一些借鉴。

当很多人都在羡慕美容医生这个职业时，我却意识到了，美容外科医生美学知识和技能以及艺术修养的缺乏，是顾客不满意乃至投诉的主要原因。只有具备扎实的美学知识和技能以及有足够的艺术修养，才有可能让我们的美容术后效果锦上添花，而不是画蛇添足。所以说，医美医生最高的才艺目标，应该是优秀的人体艺术家。在商不言商、做美不懂美的时代，让它早点结束吧！

在泥塑艺术班学习过程中，我们知道可以随意调整骨骼的支点、肌肉的走向、脂肪的厚薄，这在人体的血肉之躯上是不可能做到的。比方说：颧骨支点稍往两侧移动，就显宽脸，往里移动就显窄脸；下巴支点往上移动就显圆脸，往下移动就显长脸。眉骨支点高一点眼睛就显得深邃，低一点就显突眼。这就提示我们医生——人体雕塑家在今后的医美设计和实际操作过程中，一定要把骨支点的空间曲线、大小比例作为雕塑"作品"的重中之重。我常在演讲时这样比喻：人体的骨框架就像光坯房承重墙，软组织就是软装修，房子歪斜了你花再多的钱精装修，这房子也是歪的。大家看到这里，一定对骨骼的结构有了新的认识。所以再次重申：人的面相美与丑、老与少，70%取决于骨骼的结构与形态，30%才取决于肌肉、脂肪和皮肤。而在过去的中国医美三十年中，大家恰恰常关注的是那30%的软组织，比如皮肤的黑、白、粗、细，脂肪的平衡，肌肉的松紧，仅此而已。其结果想要满足求美者"年轻，漂亮，自信"的需求，就大打折扣了。

医学、美学、心理学是医美知识"铁三角"，也是我常挂在嘴边的话。在医学、美学和心理学的知识层面上，分析我国的美容医生现状，大概是这样的：对于医学知识，大家学历基本在本科以上，都没有问题。需要提醒的是，在大学时代学到的人体解剖是粗糙的，还需要拿出时间和精力来学习人体的局部精细解剖，尤其是面部解剖。而美学理论知识和技能的掌握，以及艺术修养水平的提高，则是我们这个行业整体亟待解决的问题。形成这种状况，与我们国家的在校教育有关，尤其是50、60、70、80后，在校期间文体课极少，有时还需要文体压缩课程，这是极大的观点错误和定位的误区。当然这是有关教育改革的话题，我们个人也不可能改变现状。所以，我们现在的医生，大部分仍停留在"三庭五眼""四高三低"的水平上，这个水平在完成静态美时，还是适应的。但在崇尚动静结合、神形兼备、自然为美的今天，就不免out了。既满足不了求美者的需求，也是医美术后效果不满和投诉的重点。应该承认，大多数医美医生还是缺少心理学知识的储备。可大量临床实践证明：美容外科手术不仅仅是修整完善人体外形，还要给求美者增强自信心，是一种身与心的治疗。甚至可以这样说：一个成功的美容手术可以让人信心大增，阳光灿烂；若不成功，轻者抑郁，重者轻生都有可能。所以在审美设计中很重要的一个环节，就是心理学测试与沟通。大家知道，做大的手术前要体检。而做美容手术前，一定要做心理评估。

因为我们是人体艺术家，天天在血肉之躯上雕与塑。如果在商不言商，做美不懂美，势必要被日益完善的医美行业所淘汰。人体艺术和审美设计的11项内容，包括审美、心理、动态平衡、支点、参照物、脸型分类、性别及审美取向、技术及组合、体相及其轨迹、个性与潮流和面相等方面，都是我们医美工作者所要研修充实的课题。

在第五届南京泥塑艺术班上，我和艺术院的教授在人体艺术话题进行互动时，教授的一段话让我潸然泪下。他说：美容外科医生是一群戴着手铐脚镣的雕塑家。我们的工作是在石木泥材质上雕与塑，我们的作品没有思维，没有血管神经，不好可以重来。而你们是在血肉之躯上雕与塑，比如大的血管神经就不能碰，而不能像我们这样随心所欲。你们的作品有思维，有话语权，人家不满意可以不买账。况且，美很难有一个统一的标准，完全可以公说公有理，婆说婆有理。

教授的一番话，真的说到了我们心坎里。看似光鲜的医美医生，实则每例手术都是如临深渊、如履薄冰、因为谁也不敢说不出问题，不可预测手术结果客人是否满意。所以，术前一定要知道客人的真正心理需求，心理评估就非常必要，和大外科的术前体检一样必要。

为了更好地做一个医美艺术传播者，五年前我亲手注销了自己创建的普济整形美容机构，以便将自己有限的心血和精力，投入到组建全国具有"德、才、艺"三者兼备的医美医生集团上来，同时站到各种讲台上，去宣传、倡导、推广自己终身热爱的医美事业，以及分享我在公立医院十几年、民营医院十几年、渠道市场四五年的经历，品尝这三个梨子的酸甜苦辣，分析它们各自的优势和弱点。我的愿景和梦想，是不仅做一个整形美容医生中的艺术家，而且同时做一个分享医美技术与艺术感悟的教育演说家。不论是组建全国医美医生集团，还是分享医美感悟，都是为了帮助到更多的医美医生并使之成为新生代全才医生，都是为了提升咨询师的整体素质以便更多的求美者实现他们的美丽梦。

从事医美行业多年，个人觉得不论是美容医生，还是医美咨询师，如果能够从顾客的实际需求（包括外形需求和心理需求）出发，运用自己掌握的知识和技能，真诚而设身处地地为顾客量身打造出个性化的美丽，才是每一个医美人的职责所系，动力所在。

二、医美医生的理想组织模式

大家已经明确地感受到，这是一个极富变化的时代。有人曾经形象地指出：这是一个怎么样的时代？这不是金星撞火星，也不是火星撞地球，而是"新世界"在撞击"旧世界"。科技革命、互联网浪潮、经济危机、地区冲突等不断加剧，它们争先恐后地给世界洗牌。

当然，每一个时代，都成全了一部分人，也淘汰了一批人。如今，世界正在成全这样一群人：他们有文化、有知识；懂创新、会创造；读懂时代、迎接变革。携带正能量，愿意改变世界。中国也正在淘汰那些依靠特权、资源、一时机遇并且思维还在僵化的人。

可以说，互联网释放了我们的个性，催生了大量自由职业者，无数平台的崛起，使你有机会参与创造和价值输出。你越有能力、越有特点、越有特长，就越不需要依附某个组织机构。

今后每一个人都是独立的经济体，个人的创造力得到了极大的释放。相反，那些资质平平的泛泛之辈，或者始终找不到定位的人，可能只能依附于组织的安排、别人的指使才能生存，所以工薪阶层必将成为社会的最底层。

论及自由，当你充分发掘自身潜力，你完全可以做一名自由职业者，让兴趣和职业统一起来。对于有的人来说，这是最好的时代，因为一切尺度都变成了价值尺度，创新者会如鱼得水，创造者将大行其道。

其实，论起做手术，中国的医生一点也不差，差的不过是创新精神而已。共享经济时代，医美医生的理想组织模式是医生集团。

医生集团，被视为公立医院与私立医院之外的第三条路。医生集团实际上是医生抱团取暖，本身模式非常多，没有固定模式。

一个医生从体制内走出来，要么到企业家投资的医院去打工，要么自己开个小诊所。而如果成立医生集团，就是一帮医生在一起，它的力量就会更强大。进一步讲，就是医生自己联合起来，形成一个团队，与某些机构或投资人谈判，来形成一个合作模式。

这是一种源自欧美的医生团体执业模式，两三个医生结合起来就可以团体执业，特点是共享彼此的收入，共同承担损失，共享设施设备。

国内首家医生集团出现在2014年，三年后的今天，数量已超过500家。今后会有几万、几十万家。

2016年10月25日，国务院印发了《"健康中国2030"规划纲要》，值得关注的是，纲要明确指出："创新医务人员使用、流动与服务提供模式，积极探索医师自由执业、医师个体与医疗机构签约服务或组建医生集团。"

这是"自由执业"第一次写进"国字号"文件，也是"医生集团"第一次写进"国字号"的文件。中国政府医改的一个主要方向，就是取消公立医院医生的事业编制，让医生成为自由人，能够多点执业。事实上，这也是国际上的通行做法。医生集团的出现，在某种程度上是一种制度的创新，同时也是医美医生最理想的合作模式。

医美团队的目标是：技术一流，服务一流，效果一流，环境一流。

我们于2016年6月成立了医美医生集团。医美医生集团又分为A集团和B集团，B集团医生必须德、才兼备，A集团医生必须德、才、艺三者兼备。想进入A集团，就要考核其美学知识和技能，评估其艺术修养水平，合格方可晋级。

最后总括起来，可以说：美最初来自于感观，最终则归结于心灵。美是发展的动力，是快乐的源泉，也是思想和行动的标尺。希望每一个医美医生和爱美者，都可以从懂美、爱美、审美和造美的过程中去收获完美幸福的人生！

在本篇即将结束之际，不妨把积我医美生涯三十年之感悟，再次絮聒如下，以增强各位同仁的印象。

1. 观点的改变：我们是国家注册医生，但我们服务的对象不是传统意义上的病人或患者，而是求美者。

2. 医美咨询设计中轴线：体形美 > 脸型美 > 五官美。五官一朵花，全靠鼻当家。

3. 人的面相美与丑、老与少70%取决于骨骼的结构与形态，30%才是软组织（皮肤、脂肪、肌肉……）。为此，在研发骨雕技术及材料上也消耗了我大量的时间。

4. 医学、美学、心理学是做好医美事业的知识"铁三角"。

5. 艺术可以激发人的各种潜能，愉悦身心，自我激励。

6. 学好心理学不仅可以帮助别人，同时可以帮助自己。

7. 美学是美容外科追求的高度，心理学是美容外科贯穿到底的深度，医疗技能是完成追求的手段。

8. 不要满足自己仅仅是个美容外科医生，还要力争让自己成为一个人体艺术家。

9. 美容外科医师，是一个需要终身学习、不断提升的职业。

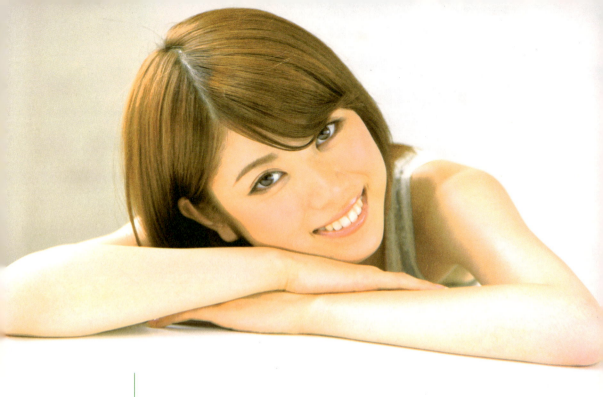

第二篇
客人——求美者

  自从20世纪80年代改革开放以来，随着人民物质生活的改善与提高，美容行业在我国得到了迅猛发展。进入本世纪后，美容行业逐渐走向成熟。伴随着人们对高品质的医美条件及效果的服务需求，各级医疗美容机构获得了进一步的快速发展，每年有数十万人接受各类医疗整形美容手术。

  来找医生做美容的人一般都是身体健康的人，大家也并非找医生看病。医生虽然采用医学手段改变其外貌或体形，但与疾病毫无关系，采用手术或者其他非手术美容技术的目标，是让客人增加自信心，生活得更加幸福，与生活美容以及服饰等的效果是完全一样的。

  与医疗患者迥然不同的是，医美客人在整形美容过程中有着更多的参与权、发言权甚至是主导权。可以说，医美设计、风格及其效果无不来自于求美者与造美者的共同智慧。那么，对于求美者而言，当然也应该了解和掌握一些相关知识与素养，以利于更好地达成自己的求美夙愿。

第四章　求美的若干基本认知

出众的形象离不开先天的遗传，更离不开后天的造就。

——佚名

　　自从有了人类社会，美就开始萌芽，继而产生、发展，历经不知具体多少年。从原古人的刀伤剑痕、泥土文身、兽皮裹身，到颈部挂满了贝壳、兽齿，头上插满了野鸡翎，都表明人们是在追求美、创造美。在这个基础上，人类在追求美的道路上可谓越走越远，而且不同的时代、不同的种族所追求的美也是不尽相同的。

一、美的几个特性

可以说，美是一种发展的文化共识，这种文化共识是一定时期、一定区域的人对事物的共同看法，是对某一事物从不同角度、不同立场有利于人类自身的普遍看法。这种文化包括了物质文化、精神文化以及社会的风土人情、习俗、风尚等。所以，美具以下有几个特性。

一、区域性或民族性

即不同区域不同民族，对美的认识有很大的差异，这是由于他们形成的文化共识的差异所造成的。古希腊以身体的强悍、各部分之间比例的协调为美；缅甸姑娘则以长颈、带铜圈为美。这二者在人体上的审美标准可以说风马牛不相及。

二、时代性

美带有很深的时代痕迹，从古代到现代，美经历了时代的洗礼和见证，并不断地随时代的变迁而变化，展现着时代的特点。

三、动态性

美是一种发展的文化共识，它不是静止的，而是富有朝气的动态变化。美随着人类实践的发展而不断发展变化，人类思想在不断演变，因此人类审美文化共识的标准也随之改变。美的动态变化性，充分展现了人在美的认识上的主观能动性。

四、稳定性

有些行为无论在哪里都会觉得是美。美在缓慢的演变过程中有相对的稳定性，就是说在一定时期、一定区域形成美的文化共识不可能一夜之间全改变。一些美经不住时间的考验，流行不长久，而有些美，却永远根深蒂固在人们的头脑中，无论在任何场合、任何时间都被认为是美。

我们想说的是，医学是有定式的，医美则是无定式的。因为医学只是一门严谨的科学技术，而医美除了技术之外，主要是艺术。在艺术中，崇高是一种美，优美也是一种美，有人追求崇高，也有人追求优美。而崇高有不同的表现形式，优美也有不同的表现形式。大眼睛可以是一种美，小眼睛也可以是一种美，不大不小的眼睛同样也可以是一种美。其他的器官也是如此。五官的组合形式也可以千差万别，但是会组合成很多不同形式的美。

医美整形这个创造性的行业，可以把不同医生的审美观客观地呈现在不同个体的脸上。同一个人，不同的医生，审美不同，方案不同。没有统一的标准，唯有不同的审美观。不仅对于医生是如此，对于求美者也是如此。通俗点说，就是萝卜白菜各有所爱。

毋庸讳言，人体的生长、发育、成熟与衰老乃是一种自然规律。虽然规律是无可改变的，但也是可以影响的。人无法长生不老、青春永驻，但在同样的年龄状况下，可以过得更健康、活得更年轻。

有一种美是流行，是时髦；有一种美是经典，是永恒。人体美本身作为一种艺术品，最好是一次成型，即为永恒，成为经典，让人百看不厌、难以释怀。整形美容最重要的，要看自己需要什么，而不是追逐今年流行什么。

对于求美者中的绝大多数女性而言，我特别强调的是：追求青春美丽，是所有女性的一生之志，但在寻求外在年轻美貌方法的同时，别忘了内在年轻也不能忽视。因为年轻是一种修行，除了对外修塑青春姿态外，更要由内修润源活力，才能外紧致内盈润。最有魅力的女人来自内外兼修，既

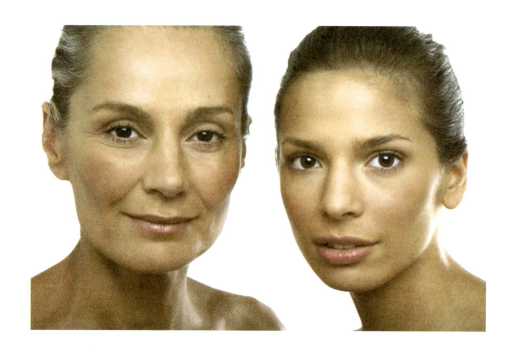

有身材与面庞的美质,又有丰厚的精神内涵。最有魅力的女人,当以玉为骨、雪为肤、芙蓉为面、杨柳为姿,更重要的是以诗词为心。

有道是,马铃薯再打扮也是土豆。对于女性来说,最重要的乃是提升自己的内在修养,努力提高自己的生活品位。现有内在素养的提升,再辅之以医美的专业改善,定会温润如玉、赏心悦目。优雅的气质、自信的谈吐,加上美丽的容颜、迷人的身材,方不愧为魅力四射的女人。

女人的精神充分表现在其阅历、经历及运用等方面,如举手投足、待人接物、行动做派、价值理念等,而且是这诸多方面的总和。女人的气质和经济基础与生活状态有巨大关联,经济富裕往往生活品质高,一般就有丰富的兴趣爱好和创造良好生活的愿望。女人的素养比漂亮更动人,不仅不会随着岁月流逝而渐失光泽,而且会更加耀眼迷人,素养看似平淡,却包含智慧、品德、魅力和永不凋谢的美丽。女人的心理与性格和生活环境有较大关系,内心平和、拥有爱心、肯于包容、乐观积极、会沟通交流、善于赞美别人，当然是一个温暖的女人。这样的女人不仅能温暖自己，也能温暖别人。

有句话叫"女为悦己者容"，一直觉得有失偏颇。女人应该首先取悦自己，让自己充满自信，自尊自爱才能赢得外界的尊重和赞赏。首先使自己成为美丽而温婉的女人，然后才能谈美丽而温婉世界。

二、爱美之心人皆有之

曾经看到过一个非常有意思的小故事。说公司里来了两个女生面试，一个长发细腿人美胸大，另一个身材相貌都很平庸。大家都打赌老总肯定会录取第一个，没想到老总却录取了后者。众人纳闷不已，只见老总说道："我就是要让那些漂亮的人知道，在这个社会立足光靠长相是根本没用的！"台下掌声雷动。三个月后，那个没被录取的女生成了我们的老板娘。

这个故事说明什么呢？起码说明对于美的追求，似乎人人都难以免俗。这个说法对与不对？大家可以扪心自问。

在我们这个时代里，颜值好像慢慢地成为了衡量一切的标准。

当你颜值足够高的时候，穿什么已经不重要了。生活中颜值高的女生总能得到格外的优待，而颜值低的往往处在被歧视的边缘。

这个世界好像为颜值高的人开辟了一条捷径：他们犯错容易被人原谅，就算是做傻事也是可爱，随便做点什么都能有一堆人围在身边，受一点点伤害就能收到无数同情的目光。

不只是中国如此，美国也曾做过一个实验：同样的案情，当受害者颜值高的时候，更容易引起陪审人员的同情心，使得对罪犯的处罚往往更重。

那么，为什么人们对于美的重视程度越来越高？而对于"丑"的容忍度越来越低呢？这很可能是由媒介越来越发达，越来越丰富造成的。

在古代，就算你生在西施故里，一辈子也只可能见过西施一个10分的美人，我们姑且把东施算作2分吧，那么南施、北施可能平均分布在5到8分。在古人对整个世界的感知中，在他一生见过的女人里，10分的美人依然是凤毛麟角的。

但媒体高度发达的今天，全球每一个国家，每一个城市的10分美人，都通过影视、互联网等媒介一股脑拥到你面前。你在一天中见到的10分美人，恐怕比后宫三千佳丽的古代帝王一辈子见过的还要多。但是，全球的东施，能被媒介高度传播的却非常少。所以，在你的世界中，充斥着大量来自世界各地的10分美人，和少量来自周围世界的2~8分的姑娘，这无形中已经吊高了你对"美"的胃口。

这种社会现象导致的社会心理失衡，已经越来越深入地渗透到人们生活的方方面面，尤其对婚恋择偶，正在产生深远的影响。事物的美观程度越来越成为它是否受欢迎的关键。

即便是面对食物也是这样，传统上菜肴的评判标准是"色香味"。你看，"色"也排在前面，明明是放进嘴里的东西，味道应该是最重要的，但是"色"还是占据了先声夺人的地位。

我们还发现，任何一种低价值的商品，加上不俗的设计，呈现出美丽的外貌，都会大大提升价值，从香皂、蜡烛，到食盐、茶叶，很多领域都能找到丰富的实例。

那么，有多少人会为美貌买单呢？看看土豪金iPhone的受欢迎程度就知道了。很多高端电子产品，如笔记本电脑、相机、手机等，经常会在经典的黑白灰颜色之外，增加一种鲜艳的颜色，而这种颜色的产品，会比其他颜色贵 5%~10%，一样会有很好的销量，甚至会出现断货。

喜欢美丽当然没有错，很多人都一直在追求美丽，我们对于追求美丽的态度也在不断改变。从对整容的极度排斥，到可以理解并接受，再到自己的跃跃欲试，身体力行，就是这个改变的过程。

在医美工作中，我们发现总有一些女士不讲究吃穿，平时省吃俭用，把积累的钱全部用在医美上面。十几年前还遇到过用手提袋装着十元、五元、一元零钞来做医美的客人。把钱花在自己认可的地方本无可厚非，但一个人想要年轻漂亮，想要自信，其实有多种方式，只执着于一两种方式，那是不全面的，效果也未必理想。实际上，应该是从穿衣戴帽、发型、化妆、坐姿、走姿、待人接物、言谈举止等各个方面，都要不断地学习、感悟、应用，最好是坚持不懈。

我们学习穿衣搭配，认真化妆打扮，看更多的书，走更多的路，提升自我的内在气质，因为我们想要一直走在变美的道路上。当然，从穿衣打扮到医美手术，都不能偏离人体美的欣赏顺序与节点。按照我的归纳就是：远看身姿近看脸，坐在一起眼对眼。

看身材看脸和想要变美，从来都没有错，爱美之心人皆有之嘛。我们要把自己打造成为净白女神、逆龄女神、S 秀女神、幸福女神，或者帅小伙、美男子，这有错吗？正是因为想让自己变得更好，所以我们才会在意，才会努力。的确，每个人都想让自己变得更好。

对于医疗美容来说，既是人们对美的不懈追求，更是对人生的憧憬和热爱。一个时期以来，随着"韩剧"的热播，俊男靓女充斥荧屏，"人造美女"耀眼夺目，勾起国人爱美之心。整容者趋之若鹜，美容院人满为患，更多的医美机构应运而生，"整容"热持续升温，高涨不退。

爱美乃是人之天性，不论高低贵贱。据报道，韩国整容业发达，技术精湛，效果一流，在世界上数一数二。走在韩国的大街小巷，美女如云气质高雅，帅哥无数英俊潇洒，这多是美容师手术刀的杰作，就连韩国前总统卢武铉在任期间为国务和外交需要也作了面部"拉皮"、割了双眼皮。我们在电视荧屏上看后也顿觉眼前一亮，由衷赞叹卢武铉总统的平民意识和追求美的勇气。

三、美在千人千面而非千人一面

世界上的美丰富多彩，各有千秋。女人与男人的美，也不应该以一种或者简单的几种形式予以框范。正如花儿存在玫瑰、牡丹、兰花、梅花等林林总总的样式，美女自然也可以有各种各样的美法，帅哥自然也可以有各种各样的帅法。

女人、男人不同的美，就像一本本不同的书，有着不同的内容和含义，让大家百看不厌。就像我们去参观西安的兵马俑，千千万万个陶俑都是各具容貌与情态，却又每个都是那么栩栩如生、美感独特。

没错，每个人都应该追求自己的独特之美，按照自己的向往扮靓自己。无论出现在哪里，都应该是一道亮丽的风景线，给人带来快乐和愉悦，让人赏心悦目。

在中国历史上，有所谓的四大美人之说，可谓家喻户晓，妇孺皆知。其实，四大美人并非一个版式，而是各有各的美。正是因为美人不同长相和姿态的美，才让我们欣赏到各具特点，色彩纷呈的美人风韵。

前人还有"环肥燕瘦"的说法，更是强调不同的美人有不同的美感。苏东坡："短长肥瘦各有态，玉环飞燕谁敢憎。"唐玄宗时代，当时美女以偏胖为佳，杨玉环体态丰腴，曾有记载说杨贵妃走几步路就会娇喘不已，香汗淋漓；赵飞燕是汉成帝皇后，善长歌舞，由于体态轻盈，据说能"掌上舞"。其以身轻如燕而闻名，因她窈窕秀美，凭栏临风，有翩然欲飞之美，邻里多以"飞燕"誉之。

如今已是更加强调个性的时代，人们有关人体美的评价，显然更应该仁者见仁智者见智，而不是千篇一律、千人一面了。

我们想说的是，不同的人由于环境、教育、经历、偏好等方面的差异，他们对于同一个人有关美丑的感受也会千差万别。其实，不仅每个人对美的感受存在着差异性，而且在不同的时代、不同的国家或者民族、处在不同阶层的人，对美的感受也存在着差异性。

有人曾经戏谑地把女人按情感类型分为8种，分别是邻家小妹、冰美人、花蝴蝶、灰姑娘、都市白领、鉴赏家、女教父、勾引家。其实，审美风格和审美趣味也可以划分为很多种。正如：有人喜欢轻音乐，有人喜欢摇滚；有人喜欢书画，有人喜欢弹琴；有人喜欢宅居，有人喜欢户外。一千个人，有一千种喜好，正如世界上没有完全相同的两片树叶，社会中也没有完全相同的两个人。

每个人都有自己独特的审美观，也有自己独特的美。每个人都有自己不一样的容貌、个性、身材和气质，完全可以在这个基础上追求那一份属于自己的独到之美。

医美的特点就是，随方就方，随圆就圆。打造美的精品是医美的不懈追求，但不是凭空想象，而是要根据求美者的身体基础和心理需求来设计与塑造。为了与造美者共同缔造自己的美丽，求美者也应该熟悉以下几个医美的设计原则。

1. 主次原则

在设计一个身材或者一张脸之前，应该找出主要问题和次要问题。一般而言，主要问题往往是决定整体效果，次要问题就是锦上添花的。能够分清主次将决定手术的先后顺序,一般都是先解决主要问题再解决次要问题,先大刀阔斧再精雕细琢,先解决轮廓问题再解决局部问题。通俗地讲,就是"先盖房子后装修"。

2. 整体性原则

做医美手术最忌讳只见树木不见森林,不能只看眼睛或者只看鼻子,一定要把眼睛和鼻子放在脸上整体去设计。美讲究的是整体的协调和统一,而不是强调单一的漂亮,即使眼睛很漂亮,鼻子很漂亮,如果比例不协调,放在一起也达不到美的最终效果。

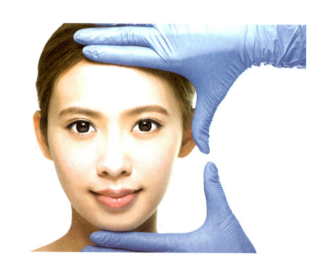

3. 美学标准原则

美学上有具体数值的标准,医生经常用的是比例的标准,比如三庭五眼、鼻尖—唇—下颌三点一线、鼻额角30度、鼻小柱与上唇成直角等。

4. 个性化原则

美是有标准的,但不是唯一的,外表美与内在美的结合才能体现出一个人的个性。一个人是内向、外向,还是内外兼有,首先要从外表表达出来。尤其是对于演艺圈的人,是走活泼可爱的路线,还是走性感成熟的路线,总之要有自己的个性,要有自己想要表达的特点。性格不同,设计的风格亦不同,个性化综合设计整形是未来整形发展的趋势。

5. 可逆性优先原则

医疗美容越来越追求安全、简捷、可逆。所以应该尽可能要求设计可逆性治疗方案，能注射尽量不手术。

6. 开运整形

现代人做整形主要为了追求完美、提高形象、增加自信，但也有一部分人是为了开运。面相学在我国有着几千年的历史，像"鼻梁高，官运通""鼻主富贵，塌鼻梁不聚财，宽鼻翼不敛财"之说，要求鼻梁讲究高而挺，鼻翼饱满，鼻头有肉，这样的男人官运财运才好，而女人则富贵，很有旺夫相。古代的面相学和现代的审美观也有很多相同之处，可以产生共鸣，求美者最好也应该有所了解。

概而言之，美和艺术是无法区分来看的。艺术的终极往往是美的欣赏，美的感受。而所有艺术的终级目标，都是为了完成美。

人们对美的感受是感性和理性的结合。要通过感性的直观体验让我们感受到此样东西是否有美的属性，即是否能让我们产生精神的愉悦，通常是通过我们的感官直接感觉外在的"形体美""自然美"等。比如，人们通过化妆、美容手术等手段来达到五官美和形体美，以及服饰搭配来完善整体美的呈现。

但是光靠感官的感觉来辨别美显然是不够的，因为这没有上升到精神层面的审美。运用理性来发掘事物内在的精神美是更高一级的审美，更接近于"美"本身。在这个层面，我们可以找到精神的寄托和心灵的归宿，这是美带给我们的最高价值。所以，当以感性美作为入口，我们被引领进美的世界之后，再用理性美找到出口，才能实现一次真正的"美的历程"。

人的容貌、身材、气质、性格和谈吐决定其独特的美，不同的组合体现出来的效果也不同。欣赏一个人的美，要综合看待这几个要素。

随着现代社会的发展和人们生活水平的提高，越来越多的人尝试通过美容手术来追求美。我认为,美容手术是要根据每个人的自身情况去找到最适合自己的方案。个人不太喜欢那些所谓的"网红脸",似乎一个模子倒出来的。在我看来,美应该是根据每个人的特质所衡量的,而不是一窝蜂地把自己整成明星和网红的样子。

第五章　求美步骤一二三

名不正则言不顺，言不顺则事不成。

——孔子

在审美与求美过程中，体形占第一位，脸型占第二位，五官占第三位，这就是我们所说的求美步骤一二三。这是笔者推广了几十年的理念，就是体形大于脸型，脸型大于五官。五官一枝花，全靠鼻当家。

而中国医美行业自诞生的三十年来，不论求美者还是医生，实际上大多都是反着来的，不是按照一二三的顺序，而是倒过来按照三二一的顺序：把五官视为第一位，脸型视为第二位，体形视为第三位。这样一来，恰恰弄颠倒了。大家常说，先有国家才有小家。一个民族是这样，一个人也是同理，一定是先整体后局部。之所以出现这种状况，以女性为例来分析的话，她们每天梳妆打扮都是坐在梳妆台前，久而久之她就会只关注颜面部位的变化，淡化了形体在心中的地位。医美工作者又以求美者的需求为主，这一现状实在是人体艺术创作的最大误区，是满足求美者想年轻漂亮自信需求的最大障碍。究其根本原因，就是看医美的角度错了，角度错了，做出的结果自然也不大可能正确。以这样的理念和步骤来指导医美实践，往往就会出现不尽如人意甚至适得其反的结果。

我们说，对于一个人而言，首要的应该是整体的美，而不是一上来就是局部或者五官的美。局部的美还谈不上完美，整体的美才是真的完美。

医美医生都知道医美的大小三样。所谓大三样，就是指拉皮、吸脂和丰胸。所谓小三样，就是指隆鼻、重睑、丰下巴。不论大三样还是小三样，其实都是单项。光是注重单项不仅是远远不够的，而且最严重的问题则是，颠倒了审美与求美的步骤。

所以我们呼吁，医美要严格按照体形第一、脸型第二、五官第三的顺序进行。体形、脸型、五官、鼻子，都要按照人体美学的黄金分割比例来审视。举例说，一个人200斤的体重，够重了吧？如果人家的体形符合黄金分割比例，身体曲线凹凸有致，那当然也会很好看的。如果一个人只有60斤的体重，够瘦了吧？可体形像电线杆一样，没有什么曲线，肯定也不好看。再如，一个人的眼睛倒是双眼皮，但是眼形高度和宽度不合比例，就会呈现出惊恐状，也不会好看的。所以我常提醒大家：人体美一定要以形说事，如体形、脸型、眉型、眼型、鼻型、口型，与一个人的高矮胖瘦关系不大。你有了这种理念，那么你在爱美的路上就会事半功倍，四两拨千斤了。再加上服饰、发型、化妆等方法，你的先天不足真的可以后天弥补了，很有可能你的颜值就超越了你那天生丽质的闺蜜了。所以，要不断地学习感悟，做一个智慧的爱美者。

曾经接待过某省歌舞团的一位女舞蹈演员，毫无疑问属于大美女一枚。她一见到我就说："听朋友讲您审美很好，今天帮我看看呗。"我说："好啊，您对自己哪里不满意？"她说："我就是对自己的眼睛不满意。"

一讲到眼睛，我们当时都把目光集中到她的眼睛上，怎么看都看不出来问题，很漂亮的一双眼睛，不管是形态、弧度、角度和眼神。

那么她的问题出在哪里呢？

其实是出在整体上的不协调；也就是眼睛的大小在脸上的比例出了问题，使眼睛显得小了。她也曾经找过三个大医生调整过三次眼睛，单独看时还是很好看，但是整体看时就有问题。化妆后看起来可以，卸妆后她就不自信了。

通过整体的审美设计，我给她确定了把眼睛扩宽一下的方案。结果她很满意，因为调整后的眼睛大小跟她的脸型、五官都协调了，是一家人了。

这个真实案例告诉我们：设计正确，结果正确；设计错误，结果错误。当然，医者和求美者的审美标准要一致，不然再高的医术也是空谈。

一、体形美

体形美的标准是健美，就是既健康又美丽。以女性健美为例，最近英国一家著名权威女性时尚网站宣称：新世纪人们将从以下五大因素 10 个方面来衡量现代女性的健与美。

首先是从体形美和容貌美的 5 大因素——骨骼、肌肉、脂肪、皮肤、五官来体现。

（一）骨骼美：骨骼是体形和容貌的支架和基础，所以骨骼至少要大小适度，比例匀称。

（二）肌肉美：肌肉和脂肪位于骨骼和皮肤之间，从而决定着体形曲线美，是外形健美必不可少的条件。

（三）脂肪美：肌肉使人健康，脂肪则给人以柔软和弹性感。肌肉和脂肪的搭配比例适当，就会有充满活力的丰满感，自然而然地流露出特有的女性魅力。

（四）皮肤美：美女们要想达到皮肤美的理想标准，首先要运动，特别是有针对性地运动。它可以促使身体全面发育，塑造女性特有的曲线美。运动也有利于全身的肌肉与脂肪分布匀称，有利于四肢的健美与整体的曲线美。最重要的是，健康的皮肤还要通过细心的保养与呵护，在运动中变得更美。

（五）五官美：虽然五官美没有什么绝对的标准，但是基本上人们还是认为五官端正、皮肤细腻润泽，再加上明亮传神的眼睛，自然会更有风采。

具体说来,有以下 10 项标准:

(1)骨骼发育正常,身体各部分均匀相称。

(2)肤色红润晶莹,充满阳光般的健康色彩与光泽,肌肤有弹性,体态丰满而不肥胖臃肿。

(3)眼睛大而有神,五官端正并与脸型配合协调。

(4)双肩对称、浑圆,微显瘦削,无缩脖或垂肩之感。

(5)脊柱从背视成直线,侧视有正常的体形曲线,肩胛骨无翼状隆起和上翻的感觉。

(6)胸廓宽厚,胸肌圆隆,乳房丰满而不下垂。

(7)腰细而有力,微呈圆柱形,腹部呈扁平状。标准的腰围应比胸围细 1/3 左右。

(8)臀部鼓实微上翘,不显下坠。

(9)下肢修长,两腿并拢时,下视和侧视均无弯曲感。双臂骨肉均衡,玉手柔软,十指纤长。

(10)整体观望无粗笨、虚胖或过分纤细弱小的感觉,重心平衡,比例协调。

可以说,美既是有标准的,又很难找到一个分毫不差的标准。只是在人们心中有一个平衡点,这个平衡点能被大多数人所认可。青菜萝卜各有所好,牡丹玫瑰也各有其美,每个人都有权利追求自己所认可的美。

大家知道,通过对人体脂肪的处理可以调整体形。过去叫脂肪抽吸,现在则叫脂肪雕塑了。30 年前,我本人就已经是脂肪抽吸的医生了。那时的理念就是瘦,根本没有塑型的概念。后来才逐渐明白,光是瘦显然不对,应该是胖瘦适宜,凹凸有致。这样一来,原来抽脂 1000 毫升,现在也许抽 500 毫升即可。别人都说我做手术快,其实不是快,而是因人而异,并非像过去那样走极端，非要把全部脂肪抽出来不可。

调整体形可以通过脂肪雕塑来实现，也可以通过骨骼雕塑，也就是身体增高术来实现。当然，身体增高术需要大约一年时间的渐进式调整，中间也要承受一些痛苦，所以只有认可的人才可以采用。

事实上，除了通过脂肪雕塑和骨骼雕塑来调整体形与身材之外，也可以通过穿衣戴帽来调整。比如，穿高跟鞋就可以达到增高效果。但是有的人高跟鞋太高了，恰恰破坏了身材比例。所以应该以自然为美，只要协调就好看。不管衣饰鞋帽还是医美整形，使用工具都应该适可而止。大家都应该凭美学来决定使用工具，而不是凭爱好来决定，这样才能恰到好处。

说到丰胸，因为中国一直以来实行计划生育政策，很多人只生一个孩子。而对于乳房来说，就是不用则废，所以逐渐萎缩。这样就需要丰胸，可以用硅胶假体重新雕塑出饱满坚挺的乳房。当然也可以通过其他方式来丰胸，不一定都指望医学美容。

二、脸型美

这些年来，我们已经把软组织搞得很透彻了。软组织就是指皮肤、肌肉、脂肪等软性组织。事实上，一个人面相的美丑、老少，只有30%才取决于软组织，而70%取决于骨骼的形态。也就是说，70%取决于骨框架和形态，30%取决于脂肪、肌肉、皮肤等。人体美学认为，"骨有型，美一生"。所以，医美要先解决骨框架问题，然后再解决软组织问题就可以了。这是我医美30年来，走了不少弯路悟出来的。

我们去公园时,经常会看到有做素描的画家,很快就能完成一幅肖像画,而且画出来的非常像本人。为什么?就是因为他们掌握了骨骼的结构、比例、质点,然后通过光的明暗等手段表现出软组织,一幅肖像画就大功告成了。

我们的医美看似手术,其实是在血肉之躯雕塑的行业。对于整形外科医生来说,如果不具备很高的美学知识修养,很可能是在画蛇添足。你可能做出医学上的东西,但不一定是美的。不是一个人有了高鼻梁、双眼皮就美了,而是要有整体的美学协调性和美感。对于这方面知识,不仅我们的整形医生缺乏,其实是整个民族都缺乏。比如,学校面临中考或高考,要减掉一些课程,首当其冲的就是减掉音体美,要确保的则是数理化。整

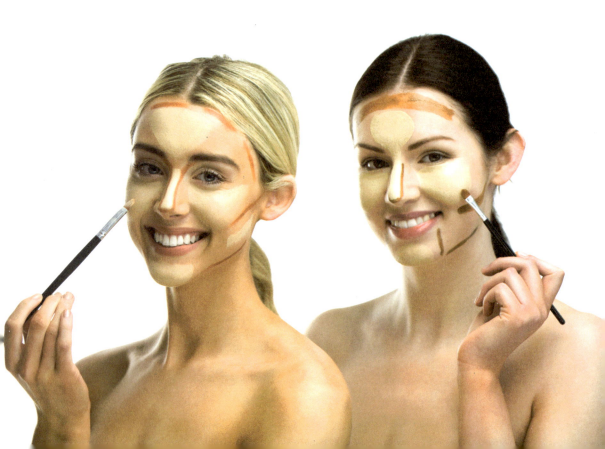

个教育大背景就是这么一个状态，所以形成了全民族牺牲了审美、艺术的教育学习。琴棋书画以及其他艺术形式的爱好者知道，审美与艺术在人生中的作用与意义非常重要，甚至决定我们的生活质量。而对于医美从业者来说，其作用与意义就更不待说了。

三、五官美

除了"三庭五眼""三高四低"之外，颜面五官部位的分布，也是有比例规律的。

（一）从发际到下颏之间的距离应等于 3 个耳朵或鼻子的高度，即从发际至眉毛和从下颏至鼻子之间的距离相等且与耳的高度相等。

（二）把颅面部横分成二等份，上半部是从颅顶到鼻根部，下半部从鼻根部到下颏部，这两部分的高度应该相等。同时，两眼之间的距离为一个眼的宽度，鼻翼的两外侧缘不超过两内眦的垂直线。口角的两侧缘恰好在两角膜内侧缘的垂直线上，面部正面可纵向分为四等份，即分别从面部中线和其左右通过虹膜外侧缘及面部外侧角做垂线纵向分割成四个相等的部分。

（三）眉毛的外侧缘向上外微微翘起才显得年轻、有朝气，否则就毫无生气。在平视时上睑缘与瞳孔上缘齐平，下睑缘则与角膜下缘齐平，但是对于老年人则不适宜。

（四）目前常以鼻尖点和颏下点的直线为基准，这条线可以用来观察嘴唇的突出度，并以此来评价美与丑。鼻尖——嘴唇——颏下点基本为一直线时，被认为是美人的标志之一。

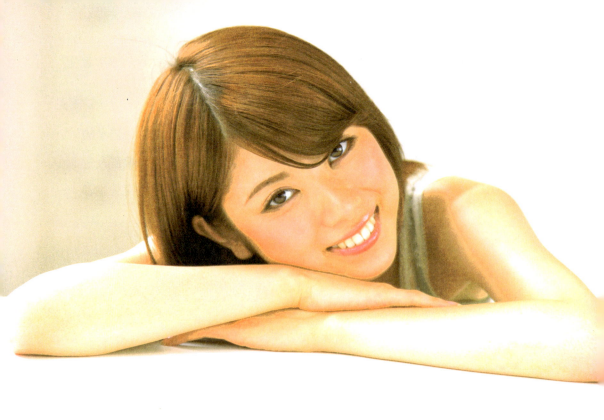

　　总的来说，五官问题，一是形态，二是比例、和谐度、黄金分割率。

　　正如一位做过医美手术的女士所言：我觉得整形手术的意义，除了改变自己的瑕疵，更重要的是心理上的痊愈。比如我之前对自己的眼睛非常不满意，在接受手术以后，我每天都很开心，我从心理上改变了对眼睛的认知，发自内心地觉得自己美了。自信的女生更美，那是一定的啦！

第六章　求美的迷失——梦想和误区

天地有大美而不言，四时有明法而不议，万物有成理而不说。

——《庄子·知北游》

人们对美丽容貌与优美体形的追求当然没有错，但这种追求必须避开求美的误区。毫无疑问，技术的介入与渗透为人的美容提供了切实的可能。然而，人的完整性从来都是与原初的身心关系分不开的，忘记这一点必然陷入审美和造美误区。

一切旨在美化人的身体与颜容的技术上的问题与困境，主要表现在求美认知的迷失上。因此，只有矫正美容与整形中以偏概全的审美视角，才能重返符合人性与人物美学的审美观。在对美的差异与多元的尊重与认同之中，重建大家正确的审美认知。

一、求美者的五个"梦"

（一）"少女/少男的梦"VS"长大的心"

对年轻漂亮的追求是人的天性。有许多求美者，特别是女性求美者的内心，都有一个少女梦，这代表着人生当中最美的一段。但是，岁月带走了容貌的年轻，也带来了阅历、故事、见地和智慧。这些丰富的沉淀是另一种美，更高级的美。大家知道，外貌和打扮不是美的全部，人生各个阶段都有不可替代的独有的美存在，就像香水有头调、中调和尾调，各有各的气息。所以，去迎接当时人生阶段的美，才是明智而客观的。同时，随着人的阅历、心境和眼神都不再是当年年轻的样子，我们的容颜即使人为的回到过去的年轻，神韵气质与容貌之间也不再般配自然，颇有老黄瓜刷绿漆之嫌，这是造美的"偷鸡不成蚀把米"。所以，咨询设计师和医生，不应该错误地迎合求美者基于内心的不理性审美冲动，而有义务给予正确的引导。因为面部的年轻化和身材的年轻化是要适度的，要以求美者的生理年龄和气质类型等条件为设计依据。

（二）"公主的梦"VS"遗失的石榴裙"

公主的故事，一定要有一个白马王子拜倒在石榴裙下。这是千百年传颂也将继续传颂千万年的爱情故事，因为它承载了人性中对爱情的梦想。今天的求美者中有相当多的女性客户，其求美的动因，是容颜老化而经济条件优越之后，对婚姻的不自信、夫妻情感生活的平淡甚至冷漠，需要求美来解决问题。但是，是不是变漂亮就一定能找回"遗失的石榴裙"呢？

您年轻，但十八岁的姑娘每年都成长一波，永远都有人比您年轻漂亮的。而并不是所有的年华老去的多年糟糠之妻，在另一半发达之后就失去爱情，可见重点不在这里。对于因婚姻情感问题而需求的造美，一定要了解到求美者背后的另一半，他心目中喜欢有魅力的类型是什么，否则造美就是无的放矢。所以，人物美学非常强调对求美者生活形态、社会及家庭环境的演变及另一半审美认知的关注，因为真正的设计，是对求美者生活和情感总体形态的先了解后雕塑。

（三）"总裁的梦"VS"司机的样儿"

这是中国草根创业一代的共性。当企业家们用半生的艰辛为自己、家庭、社会、国家创造出一个领域的成就之后，也同时发现，自己请明星代言产品和品牌，自己的公众形象也成为自己、企业甚至行业的名片，比如马云。有些女企业家们实现财富自由之后，希望更圆满的人生。所以想用金钱换回没有精力爱护而失去的青春。很多行业的企业家也同时发现，情商与颜值对高层次人群有要求，就像要有豪车、高尔夫球卡一样。这个群体的求美者，很多有因为其貌不扬，经历过带着豪车出门像司机样被人忽视的尴尬。但是如何帮助他们完成形象的蜕变呢？有句话说得好："淡水里的鱼不要告诉鲨鱼如何在大海里游泳。"审美是有不同的品位和层次高低的。当我们的咨询师、医生的眼界只盯着医疗或人体美学，浑身上下就没见过奢侈品，而您的企业家客户刚在高尔夫、国际旅行和时装周上回来，您拿什么去证实您的审美"堪为人师"呢？

（四）"主角的梦"VS"配角的命"

我们时常经历到这样的求美者：她抱怨在公司工作了一年，老板都叫不出自己的名字。而那个长得漂亮的姑娘，啥也干得不如自己，却三个月就升职成自己的上司；说自己从小就被忽视，读书的时候总坐后排；说买衣服的时候，导购都先接待长得漂亮的；抱怨老公看别人目不转睛，看自

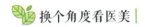

己像看空气……每个人都喜欢被关注被认同，这种存在感是社会属性的人的最基本需求。这一类人可能通常并不出众，在人物美学设计的时候，一定要给求美者一个心理建设。花有万紫千红：牡丹之美富丽堂皇，玫瑰之美艳丽浪漫，但野百合也有自己的春天。不同的人有不同的美，受不同的人喜欢，这也恰恰是美学设计的铁律。医生和咨询设计师要具备的是，找到属于这个求美者自己的特质之美，并有技术能力把它实现在求美者的形象上，做出属于求美者自己风格辨识度的雕塑，那就是成功的艺术作品。

（五）"女人的梦"VS"男人婆的味"

有两种常见的情况。其一，有些女性因为遗传学的原因，容貌形态男性化或中性化。这一类女性的容貌改变，主要是通过线条柔和化、皮肤细腻化、五官精致化来解决。中国女性以曲线为美。男性的容貌表现，则更多地呈直线、三角形、方块等线条和面积形态。其二，随着岁月的流逝，很多女性容貌脱型、坍陷、松垂……女性的风情、风姿和风韵，就像凋谢的花一样，造成了女人味的缺失。这一类最常见，主要通过面部年轻化重塑来解决。

二、求美者的六个"伤"

在医美行业，商业行为必须在道德伦理的边界内进行。所以，对于下列错误甚至不负责任的做法，建议咨询师、医生和求美者联合抵制。

（一）一张脸依靠一个部位

这是一种极为普遍的错误认知，相当大的责任是因为整形美容业者招揽生意的过度吹嘘和承诺。虽然确实存在个别求美者的容貌近乎完美，只需要美化一两个部位的情况，但是这种只见树木不见森林的做法往往难以达到美的效果。打个比方，如果把对求美者的造美比喻成一栋别墅的完成，美学的设计就是别墅的整体风格和形态的艺术创作，首先需要系统地审美规划并确立别墅的风格和式样，实现的工序是科学严谨的多步骤配合。再就是部位的施术，相当于别墅的施工手段，是代替不了设计工序的。而依靠一两个部位的工序，就想完成一栋别墅的整体协调、风格匹配的建设，几乎是不可能的工作。通常帮不到求美者，甚至适得其反。

（二）一个公式完成一张脸

这是典型的"十个求美者割双眼皮，九个半都一样，剩下半个不一样是割失败了"的荒唐状况。今天行业还流行的很多技术参数，是实质造成千人一面，把人当成工厂化流水作业的商品一样的技术理念。审美的差异和求美者的人物唯一性决定了，绝大部分的美学参数只能是一个数据区间，不能变成一个绝对值套用到不同年龄、不同气质、不同性别的求美者身上。这是否意味着容貌设计的精确参数可以忽略不计？不是！规律化的参数是存在的，比如黄金比例和对称均衡等形式美的原则。但是什么时候适用什么规则，才是不同美学设计者的能力和经验直至作品结果产生差异的地方。当然，这个问题比较复杂，不是本书的篇幅可以承载，我们将在人物美学的其他论文和书籍中另行论证。

（三）一张照片改变一个人

很多求美者拿着一张照片，就要求照着做，就以为照片里的人美，自己照着做也不会差。"照猫画老虎画不了神韵""穿着龙袍不像太子是没那个命""东施效颦学不来漂亮"老话的传承通常经历无数时间和事实的验证，有着朴素的真理。没有两个人是一样的，就像这世间没有两片叶子是一样的。让求美者拿照片，是为了解读求美者喜欢的容貌特质。因为每个容貌呈现出来的线条、比率、点位、面积等，背后都有着对应的美学语言

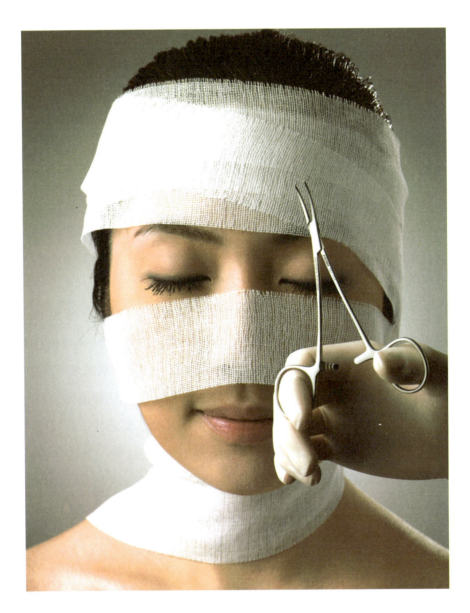

可以破解。之后把这种规律因人而异地应用到求美者身上。一张照片的容貌抄袭，根本不是美学设计。

（四）一时美丽一生代价

医疗美容的操作，一定是在尽量不影响求美者正常生理功能的前提下

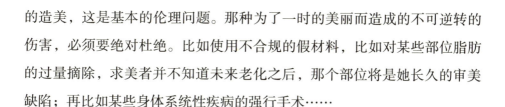

的造美，这是基本的伦理问题。那种为了一时的美丽而造成的不可逆转的伤害，必须要绝对杜绝。比如使用不合规的假材料，比如对某些部位脂肪的过量摘除，求美者并不知道未来老化之后，那个部位将是她长久的审美缺陷；再比如某些身体系统性疾病的强行手术……

（五）一张脸各有一群医生

这是我们接待求美者时，最害怕的一种情况。一个求美者满脸都经历过多次不同医生在不同部位上的设计和施术，而每一个医生或咨询设计师对求美者的审美需求的判断或自己的设计理念都不一样。所以一张整得越多、伤得越重、形态越古怪的脸，灾难性地摆在我们面前时，我们经常是无能为力。打个比方，如果求美者的脸是个餐桌，每个动过的部位是一道菜：川菜风格的眼睛、闽菜风格的鼻子、粤菜风格的嘴巴、鲁菜风格的额头、东北乱炖的苹果肌……让我们这些审视其容颜的身边人，酸甜苦辣咸地怎么品出求美者真正应有的味道？而要重新进行风格的统一、形态的协调、气质的匹配，乃是破镜重圆一样的工程……我们的践行原则是：不反对不同医生为同一个求美者完成手术，但前提是美学设计只有一个统一思路，医疗施术按照美学的路径进行，确保不同医生的不同手术是一种乐队合奏般的有规则的互补协作。

（六）一样身材配另一样脸

我们的设计者，通常习惯设计脸的时候不看身材，设计眼的时候不看整脸，设计胸的时候不看肩颈腰背。这些对着部位设计部位，而没有视觉区块概念，没有人物整体形态视角，没有审美呈现关系逻辑的设计，就是系统性整体人物美学理论的缺失。大家试想一下，想来瘦脸的求美者很胖，如果不观察到其体态并考虑整体协调性，把范冰冰的脸型安在其身上，是何等惊悚的画风？一个澎湃的33D，长在虎背熊腰之上，能性感妖娆起来？一个妩媚的桃花眼，对得上不肯磨骨的方块排骨脸？视觉的盲区其实是思

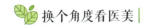

想的无知、设计的无知，最终一定进入审美的误区。

总之，从求美者的角度来说，对医美需要有一颗智慧之心。第一，正确了解自身的基础，千万不要拿着明星的照片给医生看，要求整成该明星的样子。你不是复制品，你有自己独一无二的美；第二，充分考虑自己所处的社会角色，正确评估整形改变的大小对自己带来影响的大小；第三，整形不是为他人而整，不要认为整形后就可挽回一段婚姻或一段感情，这是把责任推给他人的借口；第四，充分与整形专家沟通，达成共识，并为自己的选择负全责；第五，不要认为做了某样手术，就幻想自己成为了梦想中的样子；第六，在全方位提升美学与艺术修养上下功夫，使自己成为内外兼美的人。

三、求美者一定要去面诊

除了避开上述误区以外，我们这里还要特别提醒求美者，要做医美，仅靠网上咨询远远不够，一定要去面诊。

不少爱美的朋友们，一直被一个问题困扰："我不就是想隆个鼻吗？""我不就想割个双眼皮吗？""我不就是想美肤一下吗？""干嘛非得要来院啊？""本来上班休息的时间就不够，在电话里咨询不一样吗？"

我们知道很多朋友工作都很忙，但是来院面诊真的很重要。主要是因为，面诊的时候才能更好地判断你究竟适合做哪项整形手术，照片和本人还是有区别的。另外，根据面诊测量和触摸，能更好地设计出你变美的方案。到现场之后，现场咨询师根据你的条件给你设计美学方案，你可以根据自己的需求具体表述，这样才能获得更好的手术设计，实现最佳的手术效果。

同时，我们也要提醒求美者注意几点：

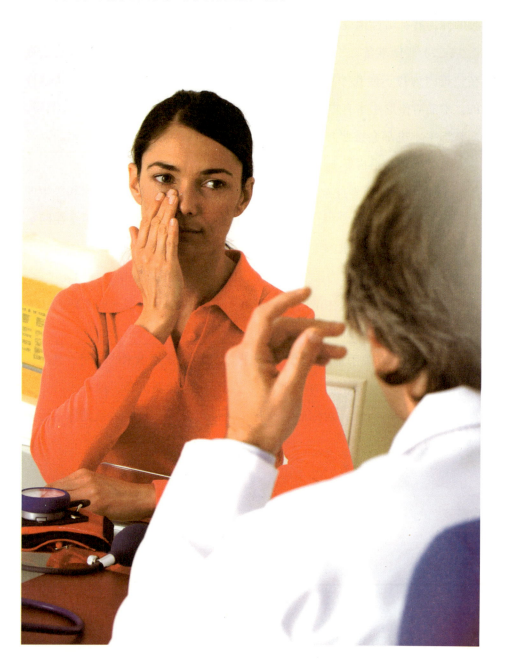

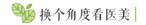

（一）一定要素颜。这个很关键！尤其是对于要进行双眼皮手术的朋友，双眼皮贴、双眼皮胶水、假睫毛等尽量不要贴，只有整形医生看到素颜的你，有针对性地设计出需要改善的地方，才能确保术后的效果。

（二）要做准备。一定不能什么都不懂。对于这点，很多的朋友也会存在"正因为我不懂我才要去看医生的啊"，但是对于整形手术可不是这样的。术前对整形手术有更好的了解才会让你和整形医师沟通的时候无障碍，而整形手术也都会按照自身情况来设计，清楚地向医生表达你的想法以及想要的样子当然是再好不过。

（三）注意倾听专业意见。这里的专业意见包括咨询师的意见和医生的意见。有的求美者，觉得自己是"老司机"，什么都懂。有的朋友在网上查阅过很多案例，要求医生将自己做成自己想象的样子，如果医生给出不一样的方案，她就会认为医生不靠谱。但是，网上的知识毕竟片段化严重，而且真伪难辨。在看医生的时候，最好不要拿着在网上搜来的东西去反驳医生，医生很多时候都觉得哭笑不得。

（四）问清有关手术的一切。首先你要问清的就是手术的时间，其次是术前的准备、饮食及术后的护理事项、需要用到的消炎药，这些术后要求医生通常都会告诉你，对你而言这些都是很宝贵的，直接关系到你术后的恢复时间和效果。

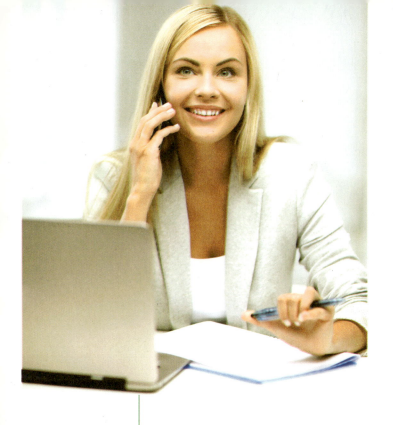

第三篇
咨询师——人体艺术设计师

按照哲学的理念，美是人生命中的最高表现形式。美丽的心灵、美丽的形体和容貌，都是人人所追求的。医美的诞生，为追求美的人们敞开了一扇大门。医美的世界里，不仅需要技艺高超的医生，而且需要为每一位客户量身定制美丽体形和容颜的医美咨询师、设计师。

所谓医美咨询师，正规名称是美容医学咨询师，就是在美容整形机构中从事咨询工作的、在整形医生和求美者之间架起沟通桥梁的从业者。

美容医学咨询是以人际沟通学、美容心理学、人体美学与容貌分析、医疗美容技术等学科为基础的，以提高美容医学临床工作的服务质量，提高美容效果，增加营销力，防止纠纷发生为目的的美容医学人文应用学科，也是临床美容的重要技能。该学科是美容临床工作中的一个重要环节，有着不可低估的重要性。

第七章　咨询师在医美行业中的重要地位

医美咨询师被誉为健康产业中含金量最高的黄金职业。

——调查报告

中医有"望、闻、问、切",就是观气色、听声息、询问症状、摸脉象,合称四诊。在医美行业,也有这样一群人承担着四诊的工作,那就是医美咨询师。

随着医美行业的不断发展壮大,医美咨询师职业便应运而生。医美咨询师在与顾客交流中,了解顾客需求,为客人介绍他们所需要的美容治疗知识、方法、疗效,帮助客人明确他的诊疗方向,向客人介绍单位内的有关专家,并引领客人会面专家,帮助客人和专家实现有效的沟通,为他们做好服务工作,完成所需的治疗。专业美容医学咨询师的不可或缺性由此可见一斑。

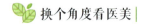
换个角度看医美

一、"三分手术，七分咨询"

在全国大大小小的医美机构中，咨询设计师的岗位是非常重要的，所以咨询设计师的工作环境也是最好的。之所以如此，是因为客人到来后，第一个见到的就是咨询师。客人能否对医院的项目及医生由一般了解到深入了解，从认知认可到最后签约，咨询师起着至关重要的作用。

是的，咨询是美容服务的首要环节，美容服务是人与人的交流。美容是专业性极强的服务。咨询贯穿医疗美容服务的始终，医疗美容服务起点从咨询开始，包括电话咨询→面对面咨询（接待咨询→咨询师咨询→医生咨询→专家咨询）→手术过程中咨询→术后咨询（顾客回访）等咨询环节。咨询对医疗美容效果起着重要作用，"三分手术，七分咨询"的话，对于美容服务一点也不夸张。美容本质在于受术者产生的良好感觉。因此，术前咨询降低期望值，术后咨询积极的心理暗示，回访咨询安慰性解释，这些都对美容效果发挥作用。咨询是医疗美容营销的主要手段，咨询本身就是营销或销售。要积极发现与尽力满足需求，而不是就事论事的单纯信息沟通。咨询是防止纠纷发生的关键，准确必要的信息沟通是防止美容纠纷发生的必要手段。

当然，作为医美的咨询师，自己首先应该修炼好自身的形象。一般说来，医美行业的咨询师女性较多，更需要注重自己的形象，在与顾客的沟通过程中，咨询师的形象美、仪态美、气质美、声音美、神韵美、交流美，无时无刻不在给消费者带来美的感受。可以说，医美的效果有些是手术带

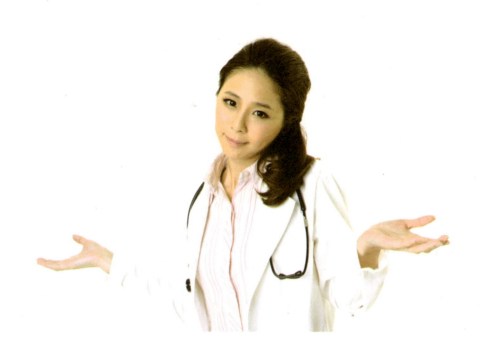

来的，而更多的则是整体和谐带来的。所以说，咨询师不仅是顾客与医生之间的桥梁，而且也是顾客与美学修炼之间的桥梁。换言之，咨询师给消费者提供的不仅是一个手术方案，更会带来一种生活美学方式的修炼成长。

我们常说："远看身姿近看脸，坐在一起眼对眼。"意思是说，审美是一个由远到近、由形态到器官的观察感受过程，不能只是局限化地看问题。曾经有一位求美者慕名来找我咨询胸部，她说自己的胸太小了。我并没有在第一时间看她的胸，而是让她站起来离开我一定的距离，并按平时习惯的站姿站立，我为她拍了不同侧面的全身照片。接下来让她按平时习惯的坐姿坐下，我也为她拍了不同侧面的全身照片。然后，我让她自己看自己的站姿、坐姿照片。因为平时没有关注过自己的站姿和坐姿，所以她看了后说："我怎么这么难看！"我说："不是你难看，而是你的站姿、坐姿难看，所以没有表现出女性应有的曲线特征。但如果你不改变身体姿态，即使做了胸，也未必为你带来美，只是身体里多了一个假体而已。"这之后，我帮助她重新调整了站姿、坐姿，并拍下调整后的照片让她看。她突然就明白了自己的问题之所在。我告诉她："你首先要改变自己的站姿、坐姿的习惯，然后才能谈得上做胸的价值。"

这个故事也在告诉我们的咨询师，形象的美与丑并不仅仅在于身材与容颜，更在于包括姿态在内的整体感受。咨询师要为顾客指点迷津，首先自己应该熟悉这些内容，而且还应该是一个身体力行的生活中的美学典范。

二、咨询师职业的现状及前景

医美咨询师是一个新兴的职业，是整形医生和求美者之间沟通的桥梁。要成为一名出色的医美咨询师，需要有扎实的理论基础功底、优秀的沟通辅导能力和丰富的美学设计经验。医美咨询师属于复合型人才，需要长期的实践积累和不懈的自我修炼。

预计到2020年，中国整形美容产业市场销售额每年有2000个亿。对于医美咨询师来说，市场前景非常广阔，被誉为健康产业中含金量最高的黄金职业。

据了解，未来中国的整形美容产业依然会保持每年17%~21%的快速增长率，同时会有传统产业巨头纷纷加入，势必群雄并起。而作为整个医院经营链条中的关键环节，医美咨询师未来将成为最抢手的高级人才资源。

所有业内人士都能看到，医疗美容这几年进入高速发展期。在发达城市，每年都会冒出来很多家新的医美机构，大到品牌连锁集团，小到整形美容门诊，甚至搞房地产、金融和制造业的财团都斥巨资进入这一产业。

第三篇　咨询师——人体艺术设计师

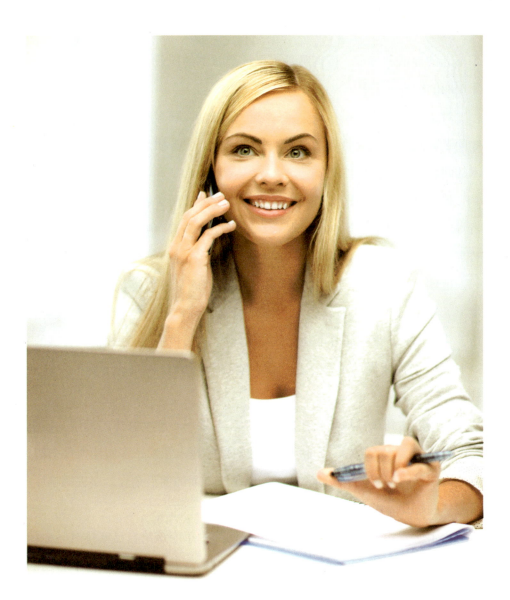

　　有钱可以办到很多事，医院、设备这些硬件都可以很快买来，但医生、技师、咨询师、营销、管理人才却是用钱买不来的，曾经几度出现咨询贵如宝的盛况，全国都招咨询师，改革开放近40年来，从未像这个行业一样，对咨询师有如此大量的需求。

　　医美咨询师所从事的，就是美丽的职业。在这个行业里，造就了多少个不老的神话和传奇。咨询师是个永远都时髦的职业，因为顾客是不会停止美丽的脚步的。

对于医美行业来说，最大的问题不是资金、顾客和管理问题，而是人才问题，这一点作为管理者是最心知肚明的。服务质量说到底就是医生技术的问题，还有就是咨询师服务设计的问题。

坦率地讲，中国医美行业的医生数量有限，面对着每年千万级的求美者肯定是力不从心，因此咨询师存在的必要性不言而喻，而且咨询师的优势也十分明显。

把顾客培养成忠实的粉丝，这是咨询师的最高修炼境界。到了此种境界，顾客已经不需要营销，不需要引导，咨询师的一言一行、衣着打扮、化妆用品、保养品等都是你的"粉丝们"关注的、愿意模仿和尝试的，这时候咨询师要做的工作不是引导顾客去做什么，而是告诉她们不要做什么！

如何能达到最高境界？在加强医学、美学、心理学修炼的基础上，更要注重"修心"，需要广泛地涉猎各种知识并深入领悟，多阅读大量书籍，闲暇时间随时翻阅关于时尚、艺术、服装等方面的前沿杂志，多去咖啡厅、酒吧、画廊找时尚灵感。

除了读万卷书，还要行万里路，咨询师每年应该给自己安排时间去国内乃至世界各地旅游，开阔视野并从大自然中汲取美的灵感，升华自己的心灵。

第八章 怎样做一个出色的咨询师

运用之妙，存乎一心。

————岳飞

  现实中，有不少咨询师只会琢磨各种对付顾客的技巧，却不善于抓住问题的根本。如同一个拙劣的剑客，只会摆弄各种招式姿态吓唬别人，却不能施展出高超的剑术效果。

  医美咨询师首先需要一颗真诚善良的心，态度要真诚，能够设身处地地为客户着想，换位思考，能够真诚地关心对方。其次要有良好的职业素养，循循善诱，不厌其烦。还要有专业的知识。

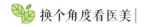

一、出色咨询师的条件

要成为一名出色的美容医学咨询师，需要有扎实的理论基础功底、优秀的沟通辅导能力、丰富的美学设计经验以及非常好的个人修养。概括说来，爱美——热情投入、懂美——具备美学基础、识美——用一颗利他之心帮助求美者塑造形、神、韵的至美状态，就是一名出色的美容医学咨询师必须具备的素养。美容医学咨询师属于复合型人才，需要长期的实践积累和不懈的自我修炼。

具体说来，需要具备九个要素：医学、美学、心理学、相学、营销学、礼节礼貌、穿衣戴帽、琴棋书画、天文地理。

因为是做医美咨询，所以当然应该具备必要的医学知识，基本的医理应该懂。比如人脸上有的地方不能动，就要明白而且事前就要告知顾客。

还应该具备美学知识。设计正确，结果才能正确；设计不正确，结果当然不正确。应该拿出时间来，学习黄金分割率。维纳斯符合黄金分割率，所以是美的代表。懂得黄金分割率，就会融会贯通。

我常常为国内的咨询师培训班讲课，虽然每次课的内容不尽相同，但中轴线的概念始终都被强调，这也是咨询师不能偏离的准则。

所谓医美设计的中轴线，即：人体的体形美＞脸型美＞五官美，五官一朵花，全靠鼻当家。

第三篇　咨询师——人体艺术设计师

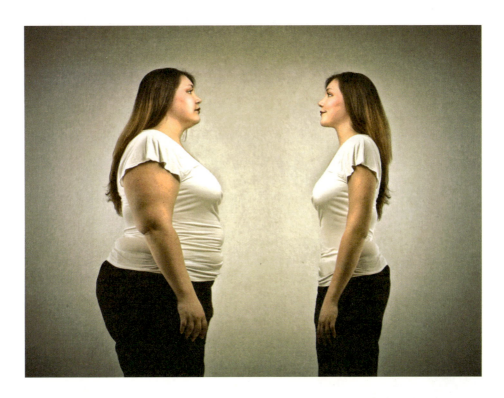

　　如果"体形美＞脸型美＞五官美，五官一朵花，全靠鼻当家"这一中轴线出现一点点偏离，就如同一栋房子的承重墙偏离了重心，接下来再多的努力恐怕也于事无补。所以大家一定要明白，中轴线对于人体的重要意义。不仅我们的咨询师要特别注意这一点，而且求美者同样也要特别注意这一点。这样，在今后的人体美学咨询与设计上，就不会再犯原则性、方向性的错误，就不会因小失大、舍本逐末。但让人遗憾的是，当前全国的许多医美机构，乃至求美者自己的设计流程，普遍是反着来的。先五官，再脸型，最后再考虑体形，这与我们所强调的中轴线顺序完全是背道而驰的。

　　雕塑培训班，是美容医学咨询师必须参加的。雕塑可以全方位看人体、器官，立体看比平面看更有助于医美设计。

要懂得心理学。因为人是血肉之躯,所以静态与动态不一样。要了解顾客为什么来做整形美容手术。同时具备基本医美常识:顾客要年轻20岁,咱们一般就做不到,年轻5岁或者10岁或许还可以。尹林老师曾经接待一对夫妻,女的比男的年轻20岁,她要求做成跟男的一样年纪的容貌。还有的人本来是大圆脸,我们主观认为她就是要瘦脸,结果人家还想再圆一点。什么情况都有,所以医美咨询师一定要知道顾客想的是什么。

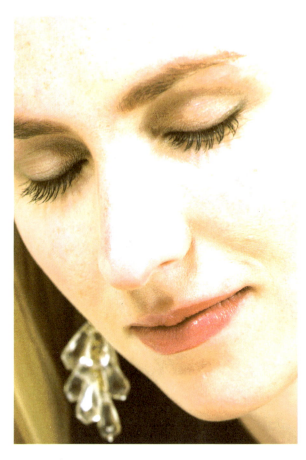

换言之,学习心理学的重要性不言而喻,因为我们服务的对象是生理健康但追求完美的人群。故此,在为求美者实施手术之前,我们必须清楚她(他)的求美动机,判断她(他)的容貌认知是否有障碍,了解她(他)的近期工作生活上是否有压力等。了解这些,不仅是为了减少不必要的手术纠纷,更可以帮助求美者缓解术前紧张焦虑,平稳度过术后恢复的不安期。因此,掌握心理学技巧,可以极大地提高顾客满意率,降低医疗纠纷。再深入一步讲,掌握心理学技巧,可以让我们的服务不仅停留在满足求美者的情感、归属、尊重等基本需求上,更可以让她(他)在工作与生活中更加快乐,更加有信心和创造力,有利于其人生价值的自我实现。能做到这一点,咨询师自身的工作生活也都会充满快乐和成就感,获得社会的认可和人们的尊重。所以说,学习心理学不仅可以帮助别人,同时还能帮助自己。

相学也很关键。美容是外形和心理上的调整,所以相学也很重要。相学知识应该背熟,见到顾客马上能说出问题来,顾客才会信任。相学上常用的是太阳穴,就是夫妻宫。家庭事业有问题,我们应该告诉她。眉间纹在我们看就是一道沟,在相学上讲就很严重,所以必须进行调整。通常眉毛关系到健康、地位,眼睛关系到一个人的意志力、心地是否良善,鼻子关系到一个人的财富与健康,嘴巴关系到一个人的幸福、食禄与贵人运,耳朵关系到一个人的长寿与否。也就是说,五官是面相的重要组成部分,都有其相学方面的说道。再如东方人的三大缺陷——低鼻梁、单眼皮、小

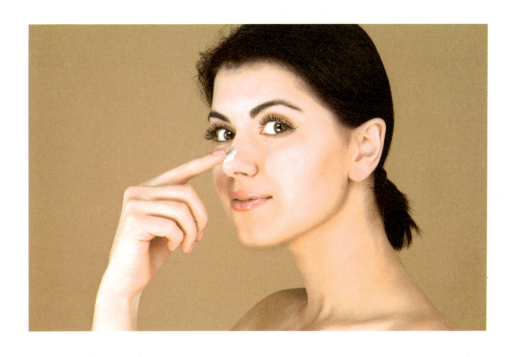

下巴，这些问题在相学上都有其特殊说道，也都应该搞清楚。

营销学，会不会营销，也很重要。营销是需要技法的，所以要学习掌握。

天文地理，天为什么是蓝的？路口的指示灯为什么非要是红色、黄色、绿色的呢？波长原理吗？太阳七色赤橙黄绿青蓝紫可以查一查。北极星在哪里？在北斗七星勺子口两颗星五倍的延长线上。懂得这些是在提示你，一个咨询师和客人对话聊天，不能只停留在单眼皮、双眼皮上。

琴棋书画，老祖宗留下来的瑰宝，会给我们带来很多快乐。审美需要这些，工作需要这些，也是人生的需要。原来认为琴棋书画是文人雅客玩的东西，其实是大错特错了，我在弥补自己琴棋书画提升自己的艺术修养的过程中真心感悟到，艺术会激发人的各种潜能，会给你的工作和生活带来无限快乐。国家和家庭在对孩子的教育规划中一定要写上这重重的一笔！

穿衣戴帽，咨询师自身的形象与气质价值超百万，相信行业内人士都能体会到这句话的份量。咨询师需要注意的七大细节：妆容、发型、服装、配饰、指甲、香水、鞋。

上述条件，不一定一蹴而就，可以不断进步。

二、咨询师与求美者的关系

随着人民生活水平的提高和对审美需求的日益提升，借用医疗美容方式来改善自己的面容和身体形态，逐渐成为很多爱美人士的选择。而医疗美容的消费与其他消费方式的不同之处在于，在很大程度上，医美消费是

第三篇 咨询师——人体艺术设计师

与衣食住行消费有明显区别的非必需品。那么对于效果的评估和期望值的控制，就必须有一个医疗技术和个人审美的协调统一者，而肩负这个责任的就是咨询师。

咨询师在医美机构中，承担着求美者和医美机构间的桥梁作用，即对求美者的求美意向进行评估，然后介绍以及销售医美机构的项目技术，以解决求美者的整形美容需求。这就意味着，首先，咨询师要有比较专业的医美项目知识，能够解答求美者的疑惑；其次，咨询师必须要具备高于大众的身材和面容审美知识和审美标准，用于引导求美者在进行身材和面容调整方面可以形成自身的美感；最后，咨询师在沟通过程中，要能够激发求美者的蜕变初心，实现自我认知和自信，能够在社交生活中更好地发展自身的价值感和愉悦感。所以说，咨询师对于求美者术前期望值的评估、

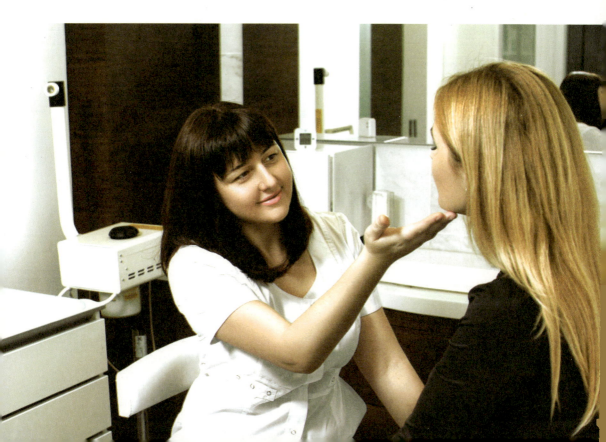

术后满意度的提升，都起着至关重要的作用，同时也是医疗机构的营业业绩来源的贡献者。

当然，想要做好咨询师，也并不是表面的职业要求那么简单。那么咨询师需要通过哪些方法来有效引导求美者的选择呢？这不得不去分析一下求美者的人群属性。

很多人理解的求美者，就是简单的医美项目消费者。很常见的，医美工作人员都习惯称呼求美者为顾客、客人。不过，顾客也好，客人也罢，她（他）都不是简单地说：我来买这个双眼皮项目，我来买一个线雕提升的项目。求美者都有一定的初心，无论最终采取什么技术、什么方案和追求什么效果，都不能忽略她（他）的初心。

漂亮？还是漂亮带来的社交愉悦感？

美丽？还是美丽带来的自信心？

年轻？还是因为显得年轻带来的优越感和价值感？

如果咨询师忽略对于求美者整形初心的探索和把握，就很难真正理解求美者，更不用说去打造什么属于她（他）的专属美感了！

有太多的咨询师，觉得客人太难成交、问题太多、抗拒太大，所以经常问，怎么才能快速成交"顾客"？原因搞清楚了，才能有解决的出路。之所以出现上述问题，都是因为你对客人的角色定义过于简单。你总认为她（他）是消费者，她（他）是来购买项目的。这就是最普遍的错误理解，也是大家给自己挖的坑，每天焦头烂额，只担心顾客有抗拒不成交，从来不去思考客人为什么选择跟你成交，促使客人成交的核心因素是什么？

并不是因为你漂亮，也不是因为你的医术像你说的那么牛，当然也不是因为你的医院名气大，不是因为你的客户案例多，不是因为你有新技术。最大的核心问题在于，求美者相信你所传递的信息对他是有价值的，是值得选择的。简言之，你说的、你做的，给求美者营造了一个值得信任的印象。而求美者买单行为的发生，就是这个信任的印象被强化了。所以，我们经常说，咨询师也好，设计师也罢，有没有营造一种可信度、信任感？如果你是可信的，你能取得顾客的信任，那么成交自然会容易多了。所以，核心就在于信任的建立。

关于信任的建立，其实是每个咨询师的终身必修课。不管是你增加自己的专业度，还是多体谅、换位思考、探究求美者心理，抑或增强个性化审美的能力、锻炼自己的沟通技能……总之，"信任"才是求美者选择你的关键词。

首先，你必须是最积极的求美者，讲我所做、做我所讲。如你不能以身作则去体验、去代言，你让你的一众求美者如何信任、如何跟随？如何通过你的引导，改变一生的生命轨迹？

其次，你必须是医院专家资源的咨询助理。不管你如何定义，是专家经纪人也好，得力助手也罢，你必须能够清楚了解医生的手术习惯、审美标准、沟通风格等各方面，并且能够对求美者的求美意愿、期望和追求进行合理评估和引导，能够将求美者的需求与医生技术、审美艺术合理对接，实现医学技术和审美艺术的完美结合。

再次，你必须成为求美者生活的参与者，能够感同身受他的喜怒哀乐，甚至能够成为他生活方式的引领者。

最后，你必须热爱医学美学设计和沟通。不要总想着快速成交，可以多去想想，用什么方式明确并且艺术化地表达出来，让我们的求美者能去相信你，愿意跟你沟通他的求美初心，这才是真正的可以长久的成功。

可以这样说，在医者仁心的基础上，咨询师的工作最后还是赢在审美。这也是让求美者一直追随你的重要因素。因此我们相信，那些在绘画与审美上具有天赋或者通过后天努力取得相当素养的咨询师，将会在医美这条大道上走得更远。

第九章　咨询师的实操技巧

大匠诲人，必以规矩。

——孟子

正如《孟子·离娄上》所说："离娄之明，公输子之巧，不以规矩，不能成方圆；师旷之聪，不以六律，不能正五音；尧舜之道，不以仁政，不能平治天下。"意思是：即使有像离娄那样精明的眼睛，公输般那样的巧匠，不凭借规和矩，是画不成方形和圆形的；即使有师旷那样好的听力，如果不用六律也不能校正五音；即使有尧舜的学说，如果不实施仁政，也不能治理好天下。

作为医美咨询师，要创造性地做好咨询工作，那么首先则需要遵循一定的规则。在熟练掌握规则的基础和前提下，才能熟能生巧，使技近乎道。庖丁解牛的故事告诉我们：世间万物都有其固有的规律性，只要你在实践中做有心人，不断摸索，久而久之，熟能生巧，事情就会做得十分漂亮。做医美咨询师，当然也不会例外。

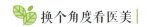

一、引导求美者做好医美前心态自评

我们说过,医美就诊者的术前心理状态与其他患者不尽相同,所以需要对其的心理状态进行认真了解。其中,年龄、性别、职业、文化程度以及婚姻状况均与医美动机及相关心理活动密切相关。所以,咨询师有责任在术前引导求美者做好心理状态自评,并认真填写自评量表,以便深入了解求美者,采取必要的心理护理措施,更好地指导和完成临床护理工作。

附:求美者美容心理状态自评量表(南京医科大学南京脑科医院医学心理科)

美容心理状态自评量表

姓名_____ 性别_____ 年龄_____

婚姻_____ 教育程度_____

工作背景_____

联系方式(电话、地址、E-mail)_____

自我整体容貌评价(从丑到美共10分法打分)_____分

填表日期_____

[说明] 为了解您的心理状态,以便为您提供爱美求美的具体指导,请根据您的真实感觉在各项问题所述的格子内打"√","评分"栏不填,谢谢合作!

"无"——即无此情况,不记分;

第三篇　咨询师——人体艺术设计师

"一般（轻）"——每周 1—2 天有此情况，程度轻，评 1 分；

"较多（中）"——每周 3—4 天有此情况，程度中，评 2 分；

"最多（重）"——每周 5 天以上有此情况，程度重，评 3 分。

序号	项目	无	一般（轻）	较多（中）	最多（重）	评分
1	我对自己容貌的评价比别人低，并为此自卑					
2	我有自形丑陋的感觉或观念，但理性上也认为自己不丑					
3	我总担心自己变丑，更害怕别人说自己丑陋					
4	医生和别人都说我体貌正常，但我却认为有明显缺陷					
5	我总是竭力掩饰自己的缺陷，或经常做美容予以补偿					
6	我因无法摆脱"体貌丑陋"的观念而痛苦					
7	我误认为（或夸大）自身有明显缺陷而深为痛苦					
8	我有体表或体内散发异味的感觉或观念					
①	体表（腋下）有与别人不同的气味（使人讨厌）					
②	口臭、鼻臭严重（别人并未闻到）或口酸口苦					
③	肛门、尿道、阴道有臭味逸出（并未闻到）					
9	我有体表发生某种变化的感觉（实际未有）					
①	皮下有小虫在爬行感或其他异常感觉，但不坚信					
②	皮肤有凹凸不平、变厚或粗糙感，但事实上不存在					

81

序号	项目	无	一般（轻）	较多（中）	最多（重）	评分
③	皮肤有色素沉着，颜色加深感，但别人无此感觉					
10	我有比谁都强烈的矫形或美容要求，并对之有过高期望					
11	我常有明显的焦虑、烦躁感					
①	我常有明显焦虑和恐怖感					
②	有大祸临头或崩溃感					
③	对不该害怕的动物或事物产生恐惧感					
12	我时常情绪不稳，有明显抑郁					
①	心情烦闷、忧郁、兴趣减少					
②	常有头昏、失眠、疲乏感					
③	对生活失去信心，曾有自杀意念，甚至自杀行为					
13	我时常有精神衰弱症状而影响工作和学习					
①	大脑易疲劳、工作（学习）能力下降					
②	记忆减退、智力活动衰弱					
③	常有身体不适感					
14	我已明显消瘦、仍担心发胖而节食，或无节制地贪吃					
15	我坚信自己体貌丑陋，又苦于无法改变这种认识					
16	我对身体和身体各部分的感觉与事实不符					
①	有成双感，如有两对上肢感					
②	有过轻过重、过大过小、过高过矮等感觉					
③	有身体构造异常感，如头是空的，或者由其他材料构成					
17	我有自己身体已变成物体或动物感					

第三篇　咨询师——人体艺术设计师

序号	项目	无	一般（轻）	较多（中）	最多（重）	评分
18	我有对肢体的知觉是否正常辨别不清感					
①	肢体是否患病，辨别不清					
②	肢体是否有疼痛，不能知觉					
③	肢体是否存在或者是否失去，不能确定					
19	我有明确的偏头痛或其他脑疾病（经医生诊断）					
20	我有明显的精神疾病（经专科医生诊断）					

附一：评分和记分方法：

1、2、3……单项因子满分为三分，①②③子因子有一项满分或三项2分，即认为该项因子满分，子因子一项2分即可记该单项因子2分。

Ⅰ 量表（1~5）总分　　　分，单项最高分　　　分。

Ⅱ 量表（6~10）总分　　　分，单项最高分　　　分。

Ⅲ 量表（11~15）总分　　　分，单项最高分　　　分。

Ⅳ 量表（16~20）总分　　　分，单项最高分　　　分。

附二：被试缺陷和整体容貌评价：

缺陷（瑕疵）部位　　　　　　严重程度

影响容貌程度　　　　　　　　矫正效果

被试整体容貌评价（从丑到美共10分法打分）　　　分

附三：医师（美容师）的建议：

1.

2.

医师（美容师）签字

二、医美咨询的需求点和技巧点

顾客究竟需要什么样的咨询师？什么样的咨询师才会让顾客有信任感？据调查结果显示，顾客最喜欢的咨询师一般具有如下特征。

首先，有亲和力。长相端庄、大方，妆容清新可人的咨询师比较受欢迎。

其次，善于沟通。擅长沟通并不表明消费者喜欢口若悬河、夸夸其谈的咨询师。她们更喜欢技术问题回答中肯，有一说一，有二说二，能与消费者进行有效的沟通，能取得消费者信任的咨询师。这要求咨询师能针对顾客的问题给予准确的答复，能系统地给求美者解释整个治疗过程，并能对求美者进行必要的心理咨询服务，将消费者引向良好的审美观点，避免术后纠纷。

最后，有医美形象设计的功底。如今的医美行业已经从一般技术时代，进入了个人整体形象设计的医美美学设计时代。对求美者进行的美学形象设计，需要达到每一个部位都美，而不是仅仅显现某一个部位的美。要体现符合综合和谐的自然美，而不是凸显人体局部某个部位的不协调美。只有每个部位的美高度统一，才能体现出整个人的最佳美感度。良好的面部形象设计，应具备面部美学底蕴，除掌握打造美型五官的各种基本功外，还要熟悉各类微整型与整型方式的应用与搭配，并考虑客户年龄、职业、个性。

可以说，医美咨询师的工作要素，就是专业医学知识＋美学知识＋心理咨询。在顾客咨询过程中，根据她们的陈述心态，洞察出对方的心理弱

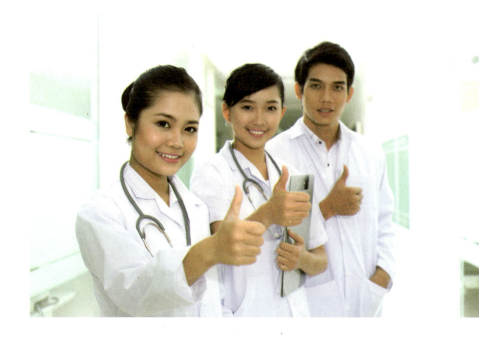

点，转化为你手上的优点，进而结合医学知识逐一攻破。多看些如何洞察、揣摩顾客心理的书，学会如何发现并解决顾客的心理弱点。

（一）问题点。医美前心理咨询的第一个概念，是了解求美者的问题点。一般来说，在与求美者交谈的过程中，顾客很可能不直接告诉你想解决的问题，即使求美者愿意告诉，也可能不知道如何来表述。一般说来，"问题点"包括以下三个关键点：美容方案与手术间的关系、心理咨询或美容引导与求美者的关系、真实情况和表面现象的关系。

（二）需求点。是由顾客做出陈述并表达出的一种可以让服务者满足其愿望的关心和欲望。隐藏性需求：消费者对自己生理特征、身体形态、面部容貌的不足或缺陷的状况，表现出难以表达的、不满的或困难的陈述。明显性需求：消费者的欲望、愿望或行动企图的清晰性陈述。

（三）利益点。求美者的利益是求美者表达出来的明显性需求关键点。许多咨询师在咨询中会混淆利益和好处这两个概念。一般来说，咨询师在咨询过程中会用陈述的方式说明医疗服务的好处和优点。但这绝非利益，因为利益的产生首先要来源于一种探询的方式，因为利益是医美服务和方案可以满足求美者提出的非常明显性的需求，如果求美者没有提出明显性需求，就无所谓利益的存在。遵循求美者利益是咨询中非常关键的一点。

（四）优先顺序。咨询师要通过对求美者进行有效的询问，切实了解求美者对每项美容最关心和不太关心的是什么，然后根据结论形成一个标准。再用这个标准反观自身，看看机构的医美服务在哪些方面最有优势，哪些方面存在劣势，如果医美服务优先顺序和求美者的需求顺序正好一致，自然会有很好的效果。如果医美服务的优先顺序不符合求美者的顺序，那就要调整求美者的优先顺序，让它符合咨询医师的优先顺序，这样才有成交的可能。

三、针对不同的顾客类型采取不同的咨询策略

不仅我们的医美项目是分门别类的，我们的顾客也是各种各样的，我们把顾客大致分为十一种类型。咨询师应该读懂客户的个性，看穿顾客的心理倾向，才好针对不同情况采取不同的咨询策略，以便对症下药，药到病除。

第一种，随和型。

随和型的顾客很常见，这样的顾客性格非常温和，态度非常友善，这种顾客特别乐意听取咨询师的意见和看法，具有良好的沟通能力。

在与随和型顾客沟通的过程中会发现，客户最多说的是好，不管我们说什么，她都会说好，唯一说不的，就是暂时不做这个项目。

随和型的顾客期待的咨询特点，是希望保持良好的沟通，获得被动的

分享，沟通过程不希望有太大的变化，跟顾客最开始交流和后面交流的要保持一致，而且咨询师要有非常大的耐心。这类顾客决策的时间相对要长一些，别看她一直在答好，但是她一直在思考，对于我们这些项目的恐惧程度会比较高，不喜欢承担风险。所以对于这样的顾客咨询师要适时地给予保证，让她放心。

随和型的顾客做事缺乏主见，比较消极被动，他们在做一项决策的时候，就是不太容易下决定的。但是一旦别人给她施加压力，就会很快做出决策。所以，随和型的顾客害怕受到压力，也不喜欢受到别人的强迫。她做决策的时间，是让咨询师来帮忙完成的。随和型的顾客是很矛盾的顾客，在跟她沟通的过程中，一定要消除她的顾虑，要适时地引导她来发问，不要你一直说，她一直说好。

在这个过程中，要问她刚才给你说的项目听明白了吗？有没有什么疑问？在这个过程中当她的顾虑全都打消的时候，你要帮她做出决策，她也就自然而然地做出了决策。

随和型顾客的特点，其实跟她家庭的良好教养和家庭友好的氛围是有关系的，所以这种顾客需要交谈的过程，是很民主的，最后决策你来帮她做，像朋友似的就可以作出决策了。

随和型的顾客是特别注重情感的，情感是打动随和型顾客非常关键的因素。所以我们和随和型顾客说话的时候，要带有情感，要表现出你很喜欢她、很关心她的样子，把她当成自己的亲人一样对待，在这个过程中自然而然就成交了。

第二种，专断型。

专断型顾客大多数都会缺少耐心，一旦出现任何一点点不满她都会立即表现出来，而且没有什么耐心。总是喜欢用教训人的口吻来抬高自己，自尊心非常强，浑身上下都带着一种浓浓的火药味儿。这种顾客态度大多数都非常的冷傲，给人一种高高在上的感觉。经常拒绝别人而且不给你说话机会，喜欢控制别人，处于一种命令的状态，相处起来觉得很不容易。专断型顾客的心理，是需要用你的真诚和为人处世的小技巧来打动她。

很多咨询师面对这种专断型的顾客，一般都特别不喜欢，不敢去接待，甚至想回避。其实没有必要这样对待专断型的顾客，我们最佳的合作态度就是服从。我们咨询师首先要有时间观念，比如她跟你约好了几点给她做，一定要几点，提前给她准备好了，她来了以后马上就能做。跟她在交谈过程中思路也非常清晰，说话不要拖泥带水，说话尽量简单明了，不要闪烁其词，而且要避免跟对方发生冲突，懂得满足对方的这种支配欲望。面对这样的顾客我们不要恐惧，要有一种不卑不亢的立场去回应就可以了。

第三种，虚荣型。

对待虚荣型顾客，我们的秘密武器就是赞美。赞美者在一定程度上表示出对受赞美者的认可和欣赏，而受赞美者能够从中获得很大的愉悦感、优越感和成就感。当然，赞美要分对象。比如专断型的顾客你赞美她，她会很反感的，会觉得你说的都是废话。而对于爱慕虚荣的顾客可以尽情地去赞美她。在赞美的基础上，你再跟她沟通她不足的地方，然后一步步不知不觉就成交了。

第四种，精明型。

精明型的顾客一般都特别精于算计，心里一直在想是不是能够得到实在的优惠，这个东西是不是底价，甚至对细节问题把握得十分的精确。在医美机构中，可以把精明型顾客分为尽责型和执着型两种。针对这两种类型的顾客，咨询方法也应该是不一样的。

对于尽责型的顾客，行为规范是很重要的。这类顾客的共同特征就是有很强的分析能力，做事非常谨慎，任何问题都逃不过他们的眼睛。她们对人对事都特别挑剔，她们不会轻易相信一个人。在所有的客户当中，这种类型的顾客属于比较难缠的那种。

当然问题总是有解决方法的,对待这样的顾客,我们要懂得分析她们的要求,和她谈话的时候要真诚,每一句话都要经过思考,不要随口说话。所以这样的顾客在咨询时,你的一切语言状态都要处于一种井井有条的状态,尤其对细节的把握更要注意。

尽责型顾客讲究事情的准确性,分析能力和观察能力特别强,所以咨询师要尽量用数据说话。尽责型的顾客不太喜欢攀比,她会通过自己来判断。

咨询师着装一定要得体,行为要非常规范,而且不能有不良习惯,说话时冷静不要急躁,谈话的内容要有逻辑性。咨询过程中要记录下她的需求,及时使用工具进行测量,然后要自己头脑里计算。时不时还要给专家打电话或者给助理打电话,还要找我们的某某专家再看一遍,这样她就会觉得你很负责任,就会变得信赖你,甚至让你给她做决定。

对于执着型的顾客,谨守道德是很重要的。这种顾客生性比较稳重,做事仔细且工作态度比较严谨。她与尽责型顾客不一样的是,更注重咨询师的道德水准,觉得可以忍受咨询师在立场方面的瑕疵,如果你的道德水准比较低下,那么她是不会在你这里买单的。

对于这样的顾客,我们一定要谨守道德,规范道德底线,一定要清楚地跟她交待术后状况。尤其已经买完单的,没有必要跟她说过度承诺的话。这种执着型的顾客还有一个很大的特点,就是很少找陌生人购买项目,所以特别容易成为稳定忠实的顾客。

第五种,外向型。

外向型顾客的心理是喜欢就买,求你不要啰唆。这样的顾客比较有主见,能够迅速地做出判断,而且判断往往只限于善恶敌我、有用无用等比较极端化的方面。而对于事情的具体情况很少顾及,不太注意细微之处。

这种顾客决策会很快,想做马上就做了,觉得没用马上就拒绝了,你说多少都没用，她不喜欢咨询师滔滔不绝地说个没完没了。这种顾客主观意识非常强，而且以自我为中心。她最关心的问题，是你的项目能让她得到什么好处，而且要简单快捷、恢复快。

跟这种顾客沟通的时候，话题的最好切入点就是你做的项目，她能得到哪些好处，而且要举实际的例子来说明。通过简单地分享一个例子，能帮她迅速作出决策。不要去说很多的细节，否则反而会增加她的困扰。

第六种，内敛型。

这样的顾客大多数性格比较封闭，不易接近，感情比较深沉，不善言辞，思维活动倾向于心灵内部，待人接物小心翼翼，而且不喜欢和陌生人接触。内敛型的顾客，戒备心也是特别强的，态度也比较冷淡，但是会特别精挑细选。

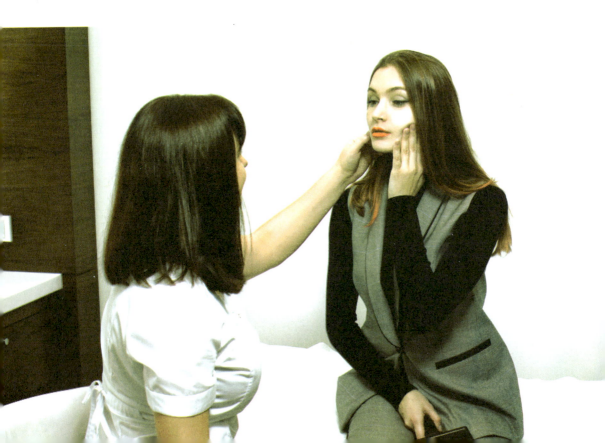

她虽然表面上没有发表意见，但是她的内心在认真倾听，心里是有数的。她心里正在分析你提供的信息，她有自己的小算盘。只不过一时不能迅速整合咨询师提供的信息，所以思考的时间比较长。当她一旦分析完自己掌握的信息，觉得你说得对，也是她需要的，她就会马上做出决策。

咨询师在跟这种顾客沟通的过程中，讲话要有条理性，把项目的优点和缺点、项目之间的对比要一一展示出来，提供的信息要尽量全面。而且要有足够的耐心，也不能一直滔滔不绝地说下去，要适当地保持一下沉默，好让顾客有足够的思考时间。

内敛型的顾客心里有自己的判断力，不会轻易地发表意见，一旦开口提问，总会切中要害。所以咨询师一是要保持耐心，二是要有足够的善意。等到熟悉后，她就会问来问去，你还要认真倾听，耐心解答。

第七种，炫耀型。

这种类型的顾客，来的时候一般会开着豪车、挎着名包、戴着名表，还有一些非常昂贵的珠宝首饰，浑身上下都是名牌。这种顾客消费是不计较得失的，只要花得高兴，自己愿意怎么花就怎么花。她来做项目的目的，是来显示自己的财富、地位或者其他方面，这叫炫耀性消费。

与这种顾客接触的时候，咨询师只要听她自己夸自己就可以了。你顶多夸夸她身上戴的饰品，也不要夸多了，你得给她留下自夸的空间。你和她说项目的时候，就说贵的这个，比如私人定制的、皇家定制的和尊贵顾客定制的。如果你说的项目有很多人做，她是不会做这个项目的，这种顾客走的是高端路线。其实，医美机构的低价策略就是吸引中低端的大众人群，而高端的项目就是来吸引炫耀型客户的。

第八种，分析型。

这类顾客注重分析，理智好辩，直到挑不出毛病为止。遇到这类顾客，千万不要跟她争论，因为你永远不可能获胜。

顾客之所以分析，最终还是想要做项目，褒贬是买主嘛。她们之所以分析来分析去，也是想让自己得到实惠。这种顾客内心比较缺乏安全感，所以要追求一种放心的项目，当她的所有疑虑全部化解的时候，她才能接受项目。这种顾客一定会左比右选，确定没有任何问题的时候才会购买。

面对这种顾客，咨询师要注意倾听，而且要跟上她的思路进行分析，清楚她的担心和疑虑，最后以明确而具体的方式帮助她解决这些问题。也就是说，你要帮助她解决所有的问题，她才能相信你。

第九种，犹豫不决型。

这种顾客大多数情绪忽冷忽热，不是很稳定，对一些事情没有什么主见，喜欢逆向思维，总是盯着事情的坏的一面，而不去想好的一面。这种顾客在前面都交流得挺好，但是到最后要成交的时候就会说：我再考虑考虑，我再问问别人，我回去再想一下……就是不能下决心。

其实，相对于其他的顾客来说，犹豫不决型的顾客更容易成交。她们尽管在成交的过程中犹豫不决，但是只要她们下定决心，之后一般就不会变卦。他们缺少的就是一种推力，这种推力就需要咨询师来给。

心理学上有一个策略叫逼单，就是用适度强迫的方法，让它成交。但是逼单要适度，要运用一定的方法，不能太急也不能慢条斯理，最好有之前准备好的方案。

其一，假定顾客已经同意成交。就是在咨询的过程中，已经确定她有购买意向，只是不能下决心的时候，我们就采取这个方法，就是强行主导顾客的思维，并对它进行诱导，然后完成签单。比如：当顾客明白做这个项目肯定是对她有好处，她的斑肯定是能去掉的，但是她又表现出犹豫不决的时候，咨询师就可以试着成交：比如你先做一个疗程，你试一下，如果效果好，你继续做；效果不好，我给你退费。你觉得怎么样？这样也就能成交了。

其二，解除顾客的顾虑。在她一直犹豫不决时，可以跟他说：咱俩都交流这么长时间了，你就告诉我，你是哪块还不放心？告诉我，我马上给你解决。这时候顾客可能就会说，我就觉得有点儿贵。这时候给她解决贵的问题，解决后就让她赶紧做。

其三，欲擒故纵。有些顾客已经表现出对项目非常感兴趣，而且有关这种项目的所有细节问题都已经得到了满意的答复。但是因为她的性格特征就是拖拖拉拉不签单的时候，咨询师就可以试试欲擒故纵的方法。比如：我们今天聊了这么多，那边的顾客还等着我呢；或者告诉她医生马上就要下班，或者机器已经到维护保养消毒的时候了；然后开始收拾自己的东西。在你收拾东西的时候，可能这个客人就直接买单了。

第十种，标新立异型。

这种顾客一般打扮得很随意，但又非常时尚。可以从她们的衣着上看出潮流的影子，就是大家平时说的非主流。这种顾客一般表现得朝气蓬勃，肢体语言非常丰富，谈话的时候眉飞色舞，喜欢抒发个人的感想，对一些奇闻异事和新鲜时髦的话题高度关注。这种顾客的心理需要是个性，个性是她的自我特征。

这种顾客根本不会注意项目本身的质量、特性或者作用，她们关心的问题往往是谁在做这个项目，如果她的朋友或者是某个明星在做这个项目，她很可能就做了这个项目。

一般咨询师都不太愿意接触这种标新立异型的顾客，其实大可不必。跟这种顾客做咨询时，要换一种沟通的方式，不要光关注项目本身，要有非常广泛的话题。诸如天文地理、奇闻异事、政治和经济要闻，都可以作为交谈的切入点。咨询师可以对对方的话题给予肯定，而且加以补充找到新话题，让对方觉得你知识渊博，以引起她们对你的一种潜在的崇拜感。在这个基础上，适当地加入项目的介绍，并注意渲染说话的效果，知道她很喜欢某个明星，你可以指出某个明星也做这个项目等等，这对标新立异型顾客的成交是大有帮助的。

第十一种，墨守成规型。

这种顾客一般比较保守，在生活中不管做什么都比较有规律，讲究条理，不随便改变。这种顾客喜欢在一家商店买商品，认准一个牌子一直用到底，对其他的就没什么兴趣。她们往往是被一些先入为主的观念所左右，一旦形成固定的印象就很难改变。

墨守成规的顾客更容易接受物美价廉的项目，她们追求项目的质量，同时也要价格非常合适。她们对高档的项目不会产生兴趣，可能听完就跑。对这样的客人要给她推出年卡和大众套餐，然后再给她几个案例，看看别人做一年的变化。

在咨询过程中，最好是以闲聊的形式展开，心理学上叫暖场。在这种闲聊中，墨守成规的顾客容易放得开，容易解除戒备心理，会透露出自己的一些相关信息，比如对生活质量的价值观等。针对这种顾客最好的心理策略，就是推荐给她的项目要实用。她一旦购买习惯，一般会成为非常忠实的顾客，而且会持续地消费。

总之，咨询师要有针对性地面对各种各样的顾客，还要逐步培养自己的风格，形成让人无法抗拒的强大气场，也就是一种无形的影响力。这种影响力不是与生俱来的，而是通过训练来培养的。

四、面部十二宫开运整形秘密

现在的面部微整形，不仅仅只是让求美者变美的途径，更是改变自己运势的突破，这就是面部开运整形的由来。人们的第一印象的建立，往往都是通过对面部五官的整体感觉。从面相风水的命理观点进行调整，微整形是很不错的选择。

（一）面相学之法令纹

1. 男人要有法令纹，越深说话越有分量越有号召力。

2. 而女性不能有法令纹，影响男人缘，易惹男性反感，在家里辛苦付出，出力不讨好。

3. 但若遇两种法令纹，无论男女都要祛之。一种是内括号法令纹，即法令纹的末端向内弯向嘴部，这种现象称为"螣蛇入口"，代表晚年饿死，或因患病不能进食而致死。另一种叫猫胡子法令纹，即从鼻向下至脸蛋下沿向上勾，似一个对号称为猫胡子法令纹。此相为典型的"克子相"。

（二）面相学之鼻梁

1. 鼻梁代表三十一岁至五十岁，关乎一生的财富、情感、婚姻。人的面部如同一张地图，这张地图最重要的位置，便是中岳泰山——鼻子。

2. 鼻子的鼻梁直，容易成名。直、高、挺且顺代表婚姻美满，不易离婚，如果配合鼻头圆润、大、肉厚，代表财富也很畅旺。

3. 鼻梁向横，像一个向外伸展的爪，代表中年积累财富很多。

4. 若女性鼻梁低，影响财运和感情。

5. 若鼻根冲内眼角的位置突然低陷，且鼻翼小、薄、露鼻孔，十之

换个角度看医美

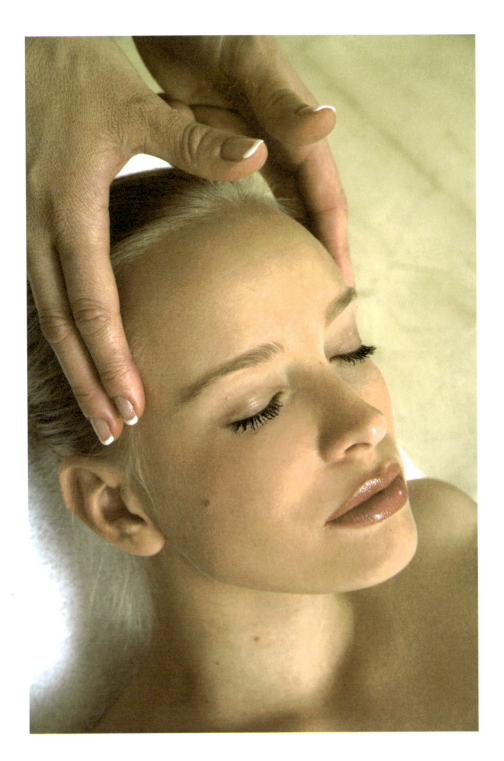

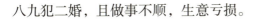

八九犯二婚，且做事不顺，生意亏损。

6. 鼻子长得不好的女性，很难找到好老公。

（三）面相学之下巴

1. 下巴是晚年谷仓。下巴长，代表长寿，向上翘聚财。

2. 如女人生得漂亮，但下巴尖长，年轻时很得男人缘，生性敢爱敢恨，爱得死去活来，但临老犯孤宿，非福相。

3. 女性下巴应圆、斜兜财为福相。

（四）面相学之嘴唇

1. 嘴唇又称水星，代表六十岁。

2. 女性嘴唇要上薄下厚，圆润，饱满，色粉红为佳。

3. 上唇厚下唇薄之人为情种，易为情所困，越是想得到越得不到，感情波折。

4. 唇薄、纹多女性多不幸福。女性如唇丰满如花唇肉瓣，且上唇有唇珠者多为公主命，感情生活丰富多彩，深得男人宠爱。

（五）面相学之耳朵

1. 耳朵的外廓实而往前靠附，财必然富贵。耳朵高于眉，代表人聪明。如果越长越高，耳珠越来越大，其人便会长寿。耳顺耳软的小子最有福气。耳崩的要认干妈。

2. 若女性长鸡嘴耳是讲价能手，喜欢唱反调。对自己的亲人格外吝啬，也会较为刻薄和狠心！耳珠尖尖的女性只信自己，不信任何人，比较执拗。

3. 男人女人要富贵福寿，就要有圆佛珠耳珠，称为"佛耳"。

（六）面相学之卧蚕颈部

1. 卧蚕：除了眼睛的健康影响子女，眼下的眼肚位置称为卧蚕位，亦称"子女宫"，这个地方也会影响子女。

2. 眼肚出现黑点、痣或者生疮，都会令子女行衰运。如果眼肚发黑，这个衰运一行便五年。

3.妻子怀孕，丈夫眼下的位置必定肿胀，否则不会令妻子怀孕。眼肚是红色，生女；眼肚是黄色则生男。如果妻子怀孕，但丈夫的眼肚低陷，即不红也不黄，反而带黑，肚内的宝宝便不是丈夫经手的。

4.在男性眼肚（子女宫）位置不可有痣，会影响添丁机会。

5.颈（脖子）：颈部若修长，无纹无沟一世无忧，多为贵人。

6.颈短，肉臃肿多辛苦劳累命。颈部纹沟越深，事业上波折越多。尤以锁骨上的项圈纹为甚。

（七）面相学之眼睛

1.女性的眼睛要适中大小，柔而有神。

2.男性左眼代表儿子，右眼代表女儿，左眼的眼头代表长子，眼珠代表中男，眼尾代表幼男。女儿反之，如果有子女的话，针眼生在哪个位置，便应哪一个子女出问题，或者行衰运。

3.如果一个人没有子女，眼生疮代表桃花，因为眼睛代表性，一个人有没有私情，从眼睛可以看到。女人一定要眼睛生得漂亮，才有好的男人缘。

4.凡丈夫有外遇，丈夫的眼睛必定经常出毛病，或者目光呆滞。

（八）面相学之眉毛

1.眉毛逆生，代表兄弟姐妹容易产生不和，或者兄弟姐妹出洋过海，不在自己身边，彼此少有来往。

2.四十岁之后长出白眉毛，增寿十年，四十岁之前长出白眉毛却只有十年寿命。

3.如眉毛杂乱，稀疏建议植或绣眉，因此乃刑克之相，要格外留意家人的健康，俗话说"眉圈眼抱金砖"，即使人工做的眉毛也可以化煞。

4.人中有横纹、生疮代表滥情，男人易染脏病，女人易患乳癌、妇科癌症。人中有直纹要防长子出事（交通意外），克子。

（九）面相学之夫妻宫

1.夫妻宫即太阳穴的位置，这个位置代表女性的财富。假如一个女性婚姻幸福，生活上有丈夫供给丰裕的生活，妻子休闲地享福，无需操劳奔波。

2. 未婚的男士要找一个好老婆，第一件事要留意女朋友的奸门是否饱满，除了饱满，这个位置不能有痣、疤痕或破损。

3. 女性在太阳穴位置不应该出现鱼尾纹，鱼尾纹在女性四十八岁以前出现，向上的话代表晚年姻缘幸福，向下的话代表离异。这个位置亦代表与丈夫之间的是非。

4. 若女性太阳穴位置塌陷、有痣或疤、多鱼尾纹，代表与丈夫之间的较多是非，易离婚，同时克丈夫财运，亦克自己财运。

（十）面相学之福德宫

1. 双眉与眼睛之间的位置，眼盖是保险箱。选老公凡眉头压眼，代表没屋住，怕老婆，不聚财。

2. 眉头压眼是衰相。反之距离愈远，代表此人愈发达，亦代表此人不怕老婆，不会屈服于异性，与伴侣平起平坐。无论男女，这个位置如低、塌陷一定无运行，甚至连钱包内最后一分都被挖出来。

3. 这个位置一定要肿胀，才可以积聚财富，如低陷，便难有机会赚取财富。这个位置和左右两个翼亦被称为"四大财箱"。

（十一）面相学之印堂

1. 印堂发黑、驿马泛青，其人必有意外发生。印堂有悬针纹，即有一条竖的川字纹，代表辛苦，操劳，事事都要过问，容易神经衰弱。也代表孤寡刑克配偶。

2. 两条八字纹代表操劳、奔波、事事都要亲力亲为，自力更生，生活比较辛苦，心脏易出问题。

3. 印堂出现"十字纹"是极差的纹，代表一个人容易精神有问题。神神叨叨，必刑克配偶，易自杀。

（十二）面相学之额头

1. 额头上的横纹、低陷、崩损会影响到官运和财运，代表年轻时候会很奔波，付出的多但是收获却是很少。

2. 额头是命宫的所在位置，这个位置代表 28 岁。从额头至眉之间，能够放下四只手指位，便称为额高，如果放不下四只手指称之为额窄，这个位置在人的一生中非常重要。

3. 额头高而开扬，如反转的猪肝饱满、光泽，此人必少年得志，一生顺畅。

4. 历史上所有官运亨通的人或者少年得志的人，额头必定长得非常好，额头中央的位置，必须生得靓，这个位置代表官运。

5. 额头上有直纹，少年无真运，意思即是额上出现皱纹的话，少年便不能有真正的运气！

6. 女性额头出现半月形，称作"妻夺夫权"，即是女性婚后掌权，丈夫怕老婆，妻子具有男性的威严。

开运整形能够改变后天命运，一个人相貌的改变能带来好运气。从相学角度来看，人的运势有先天和后天之分，即使是先天确定了的，经过后天的努力也可以调整和弥补。

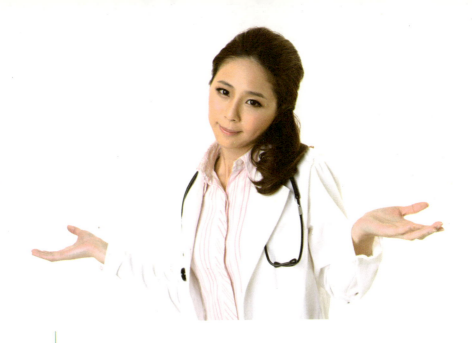

第四篇
医生——人体雕塑艺术家

大家知道，医美医生所从事的工作既属于医学行业，也属于美容行业。当然医美首先是医学问题，因为它要运用手术、药物、医疗器械以及其他具有创伤性或者侵入性的医学技术方法，对人的容貌和人体各部位形态进行修复与再塑。但是在医美中，医疗只是手段，美容才是目的。也就是说，我们不能把医美的执业者视为普通的医生。医美的执业者首先应该是医生，然而仅仅做到一个普通医生的事情还远远不够，因为还必须达到美容的目的。

从服务对象来讲，从事医美职业的医生，其服务对象不是传统意义上的病人，而是身体美和容貌美的追求者。也就是说，医美的目的是为顾客谋美丽，这就要求医生的心态、语气和医美的就诊环境等，都不能不随之进行改观。

第十章 医不过是手段，美才是目的

整形美容只是一种手段，变美才是最终目的。

——佚名

  医美虽然称为医美，但是美应该排在第一位，医应该排在第二位。因为人们通过医学方法想要求得的结果、想要达到的目的，却是美。

  当然，医美首先是一门技术，同时也是一门艺术，是一门以人体形式美理论为指导，采用手术和非手术的医学手段，来直接维护、修复和再塑造人体美，并以增进人的生命活力为目的的一门新兴技术和艺术。

一、手段与目的不可混为一谈

坦率地讲，医美的技术含量并不高，比不上心脏外科、颅脑外科以及各大外科。医美，尤其是微整形，更多的要求是美学知识、艺术修养以及心理学。

每年的医美投诉统计显示，98%是术后效果、颜值提升、内心认可度不够。这都源自于大家有关美学、艺术修养和心理学知识的不足。这是我从事医美三十年的感悟。为此，我也在行业内及学术大会不断呼吁，同时在南京举办整形医师雕塑班培训相关人才。目的只有一个，就是让求美者满意，让大家"年轻，漂亮，自信"的需求得到满足。

去医院就诊的是患者，来美容医院的可未必是患者，绝大多数人都是没病没患的正常人。那么从这个角度来看医美，医不过是手段，美才是目的。

我们曾经谈到过医疗美容与生活美容，这两者的区分以是否破损真皮层为标准。具体而言，医疗美容又可分为手术类与非手术类。

作为医美的治疗方法和手段，包括符合国家标准的各类药物、各类手术（包括外科手术和激光等治疗），以及符合国家标准的各类医疗器械，如激光、光子治疗（光子嫩肤）等。

至于学科组成，医疗美容是从皮肤科、整形外科、眼科、口腔科和中医科五个母科学发展而来的，因此医疗美容由以下五个学科组成：美容皮肤科、美容外科、美容眼科、美容口腔科和美容中医科。

美容医疗应用技术，是在医学美学尤其是医学人体审美理论的指导下，应用医学美学技术、仪器、用品来维护、改善人体容貌和形体美的一个应用性技术。其技术可分为：皮肤及毛发的医学美容技术，包含皮肤、毛发、养护、文身美容等；物理化学美容技术，包含激光、冷冻、电疗、磨削（磨皮）、化学剥脱（含中药）等美容技术；非手术塑形美容技术，包括不切开重睑、注射填充、吸脂塑形和其他美体技术；美容保健技术，包括按摩保健、药物瘦身、食物美容等美容保健技术等。

现实中，很多人不理解医疗美容，甚至觉得医疗美容很恐怖，难以接受。其实医疗美容和大家平时挑选漂亮衣服、鞋子、化妆品是一样的道理，都是为了让自己变得更美。医疗美容只是一种手段，变美才是最终目的。

毫无疑问，医美中技术是硬件，没有硬件根本谈不上医美。而实际上，掌握技术并不难。医美中难的是美学、心理学和艺术修养这些软件的提升，再加上个人悟性，这些因素都加起来，才能让求美者达到90%的满意度，还不敢说百分百。原因是美没有标准只有度，这个度只有求美者本人能掌控。

大家知道，医美包括手术类和非手术类技术。手术类的美容技术都很容易掌握，非手术类技术就更不用说了。

近年来，各种非手术类美容技术发展迅速，微整形由于具备"无痛、无痕、可恢复、起效快、安全性高"等优点，日益受到爱美人士的追捧。其中，尤以注射类项目最多。可见微整形能够以更低的成本和更小的风险，满足现代人对美的追求，逐步迎来黄金发展期。

可以说，医疗美容又是医学与美学结合的一门交叉学科，具有医学和美学的双重性。因此，要求医美医生不仅要有娴熟的美容操作技术，而且还应具备良好的审美和造型艺术的能力，只有这样才能真正达到维护、修复和塑造人体美的需求。

我们毫不夸张地说，医学美容是医学限制条件下的艺术创作，所以需要追求医学与艺术的完美结合。

而在医美实践中大家有一个共识，单纯做某项治疗的满意度远远低于系统化整体美学设计的满意度。所以，需要医美从业者熟练掌握系统化的整体美学设计的思维方式和实际设计能力。比如，对造型艺术的学习和掌握，就应该成为医美从业者的一项基本修养。

二、必须补足的艺术修养短板

"不让孩子去体验，不让他们去尝试艺术，我可以保证，30年后孩子们将找不到工作，因为他没有办法竞争过机器。"这番话是阿里巴巴马云说的，虽然有些绝对，但并不是没有道理。

美国国家教育科学院在对1999~2000学年度与2009~2010学年度的艺术教育进行对比研究时，做过一个有5万多本科毕业生参与的问卷调查。其中有一个问题是："什么知识最有用？"回答的结果颇为耐人寻味。毕业1~5年的答案是"基本技能"，毕业6~10年的回答是"基本原理"，毕业11~15年的结论是"人际关系"，而毕业16年以上的则提出"艺术最有用"。

窃以为，这里说的"有用"并非是直接转换成物质的有用，而应该是被艺术浸染后拥有的一种感知世界和独立思考的能力。

蔡元培先生认为，美育的目的在于陶冶人的感情，认识美丑，培养高尚的兴趣、积极进取的人生态度。

实际上，艺术从来不是艺术本身，而是整个人生观。

第四篇 医生——人体雕塑艺术家

大家知道，智识教育强调的是逻辑的、理性的认知能力，更多的是开发人的左脑。艺术教育则侧重于直觉的、感性的认知能力，更多的是开发人的右脑。从脑科学角度来说，艺术协调着人的左右脑，使两者既保持相互的平衡，又在相互促进中得到提升和发展。

人类天生具有一定的创造能力，创造能力的强弱也是考察一个人可持续发展的重要标准。艺术思维侧重于直觉，具有跳跃性、非线性的特点，因此在很多类型的发明创造的过程中，都会起到关键的链接作用。在这个意义上说，当"人转向艺术时，就进入了创造活动的实验室"。

哲学家康德对此做了这样的描述："艺术是神圣的，它比科学更高深、更深刻。它揭示的真理超越了科学的范畴。"这句话从一个侧面揭示了艺术创作具有原创性，是一个发明的过程，是从无到有的过程。

同时，艺术修养可以唤醒美感。罗丹说：世界上不缺少美，而是缺少发现美的眼睛。而要培养善于发现美的眼睛，艺术修养必不可少。艺术修养对于唤醒与塑造人的美感具有重要作用。每个人的内心深处都有一种审美的潜能，只是它取决于是否能够被唤醒，又是否在相应的唤醒之后，能够被综合塑造为更高层次的美的意境、生命的境界。

艺术修养具有精神救赎的功能。随着现代生活节奏的不断加快，社会竞争的日趋激烈，人的心理普遍存在承受力小、调适能力差、净化能力弱等问题。而艺术由于它直接作用于人的情感世界，与人的身心关系最为紧密，并在人的理性与感性冲突之间找到平衡，使人的生活方式由"物质化"向"艺术化"转变，这也是艺术修养所特有的精神救赎的功能。

在日本等国家，用艺术治疗心理疾病，已经成为一种新型的治疗技术。如通过绘画疗法，让病人释放并表达自己；通过音乐疗法，让病人发泄情绪；通过戏剧疗法，让病人借助于表演回归自我……

人的一生虽然漫长，可做的事情看似很多，但其实真正能做的，不过只有一件而已，这件事就是一个人来到世间的使命。

艺术修养的价值就在于唤醒每一个人心中的潜能，帮助他们找到隐藏在体内的特殊使命和注定要做的那件事。

艺术修养对于普通人都有这么多好处，而对于我们整形医生来说就更是不可或缺了。我们来到世间的使命就是通过整形使人变美，所以必须补足艺术修养这块短板。

三、医美医生所追求的那个境界

王国维说：世间成大事业者，必经三种境界。

第一境界：昨夜西风凋碧树。独上西楼，望尽天涯路。

第二境界：衣带渐宽终不悔，为伊消得人憔悴。

第三境界：梦里寻他千百度，蓦然回首，那人却在灯火阑珊处。

整形外科尤为如此，第一阶段即第一境界：刚入行的 3~5 年，自己不会的手术很多，似乎有学不完的东西，医生会有一个迷惘期，总是担心自己做不好。整形外科是一个实践性很强的学科，除了要有坚实的理论基础，更要不断练习外科基本功，要在所涉及的各个领域坚持不懈无止境地学习。除了在专业上学有所长，更是要融汇心理学、美学设计、摄影、绘画、雕塑等与美相关的学科。只有坚实了所有与美容整形外科有关的基础，你才有底气有信心继续走下去。

第二阶段即第二境界：经历了几年的学习，一般是 5~8 年，明确了自己的目标。一旦选定方向，就要热爱你的选择并为之付出一切努力，有针对性地学习，和名师学，和视频学。每一个手术的成功与不成功，或有小的瑕疵都会令术者夜不能寐。每天琢磨手术，翻阅文献书籍，研究视频，请教名师，吸取他人之长，与同行们进行学术交流，都是在不断地学习，不断地总结经验和教训中，逐渐地修炼自己，让自己成熟、强大，克服弱点，提高技能。随着经验的积累，信心不断增强。

第三阶段即第三境界：一般在十年以后。当然，也有的医生停留在了第二阶段。此时手术技巧已经娴熟，很多新术式对于医生来说一看就会。此时手术本身对医生来说反倒容易，而真正的功夫却在手术之外，比的是医生对美的理解、品味，形成自己的风格。如何把你所学的东西融会贯通，从术前沟通、术中操作、术后管理等都如行云流水，轻描淡写间精品出炉，这就是专家与普通医美医生的区别！

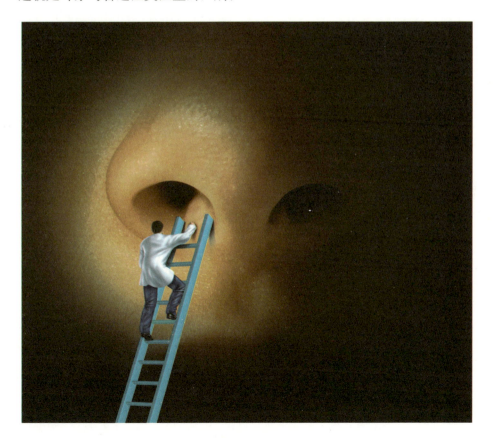

曾有人说过:"医术的最高境界是与艺术相通的。"完成从一个普通术者到大家的转变,有太长的路要走,大部分人穷极一生可能也难以企及。但这并不能成为一个阻碍我们通往那个境界的屏障。

第十一章　衡量医美医生的三个标准

医美就是在血肉之躯上进行雕塑的艺术。

——佚名

所谓衡量医美医生的三个标准，也就是指医学、美学、心理学知识三个方面，而且缺一不可。想做好一个人体雕塑家，就要有整体的审美设计方案，不但看颜面还要看形体。既要注重外在颜值又要注重内心世界，因为我们是在有思维有话语权的血肉之躯上雕与塑，不是单纯地做外科手术，而是在雕塑一个真正意义上的艺术作品。所以，需要有个性的表达、思想的互动、人群的认知等。

我们在讲求美步骤一二三时说：体形大于脸型，脸型大于五官；五官一枝花，全靠鼻当家。医美医生，一生都必须记着这个顺序。不管是通过医美手术，还是通过服饰、发型来完美自己，一定要把这个顺序搞明白。整体美永远大于局部美。

概括起来，做一个合格的医美医生，不单单是一个技术操作过程的完成，而是如何探究以最小的创伤方式和医疗方式，让求美者在完美的技术效果中获得最大愉悦的过程。

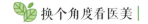

一、具备扎实的医学知识与技能

医生都具备必要的医学知识与技能，但是也应该与时俱进，经常学习《美容局部解剖学》《美容实用艺术基础》《美容药物学》《医学美容技术》等。有一个全盘系统的知识储备，是培养合格医生的基本素质。

作为中国的医学生，在五年中有四年的理论学习，人体解剖学、手术学的知识应该都不成问题。把假体放到什么部位，是不会犯错的。不会把应该放到皮肤下的东西，放到骨膜下。反过来，也不会把放到骨膜下的东西，放到皮肤下。

医美所需要的生理、病理、药理、解剖等综合知识，在大学里都已学过，在今后的医美临床工作中都会应用到。但是颜面部的精细解剖还是要抽出时间恶补几次，因为大学里的解剖课相对粗糙一些。这些年来，面部精细解剖课我至少自修过七八次了，每次都有收获。因为我是带着具体问题学习的，特别注意在日常医美手术中仍不太明确的骨骼、肌肉、神经、血管的分布结构及走向。而一般医生在大学学的是新知识、新名词，是知识的了解和储备，没有也不可能有在临床手术治疗过程中具体不明白、不确定的问题和难题，所以这种理论—实践—再理论—再实践的步骤，就需要周而复始若干遍才能熟记心中，手术才能游刃有余。

2016年，我曾经参加了一个注册美容并发症的全国大会。大会总结说，2016年全国出现了368例医美并发症案例，有眼睛瞎的，有鼻子烂掉的，有皮肤坏死的。在这些并发症案例中，医生做的1%都不到，绝大部分是非医生做的。所以说，美容外科医生做整形手术，一般不会出现大问题，死人和致残的极其少见，大部分是效果问题。而效果问题，主要是因为欠缺美学和心理学的修养。

二、培养并具备美学和艺术修养

医美是在血肉之躯上雕塑，不是一般的解剖医学手术。如果整形外科医生的美学和艺术修养差的话，往往就心有余而力不足，而且极有可能会画蛇添足。比如说，一个假体层次上放得很对，但是从形态学上看，可能还不如它原来的状态，这就适得其反了。所以说，美学知识非常重要。对于美学知识欠缺的从业者来说，只有恶补才能赶上来，才能发生根本性变化。

为什么有很多人仰视我们？因为我们的工作是很难做的。普通外科手术没做好，我们可以说是患者病入膏肓。但是美容外科就必须要成功，人家花了钱，结果还不如原来，这个事情到哪儿都说不通。可是我们整形美容医生是人不是神，人的能力毕竟有限，这就是我们的压力。这也必然造成对我们的要求比较高，所以我们的整形美容外科医生就不能满足于我们的医学知识，同时必须加强和完善自己的美学修养。

说到美学，我们就要说黄金分割率。以维纳斯雕塑为例，这尊雕塑不管是正面看、侧面看、上面看、下面看，都是很完美的。所以研究美学的专家学者说，维纳斯是黄金分割率的集合体。用中国古人的话说"增之一分则太长，减之一分则太短。"完全符合黄金分割率，等于一切都是刚刚好。

为了提高整形美容外科医生的美学修养，我们需要学习美术中的素描和雕塑。记得有个名人说：科学的基础是数学，绘画艺术的基础是素描。我们不仅要学素描，还要学雕塑。素描和雕塑是必须要实际动手做的，我真的看到一些医生只是停留在欣赏别人的绘画作品、雕塑作品上，却很少动手或根本就不动手，这是有天壤之别的。梨子的滋味必须亲口尝尝，才能知道它的酸甜苦辣，个中道理大家明白吗？素描是平面的，雕塑是立体的，整形美容医生要在雕塑上多下功夫，咨询设计师则要在素描上多下功夫。这里只是针对临床工作的性质提示的。

我在南京办班让大家学雕塑，请雕塑家来讲课。他说："整形美容医生是带着手铐脚镣的艺术家。"为什么会这样说？因为雕塑家的对象没有思想，没有神经，而整形美容医生的对象则不是这样，所以不敢也不能随心所欲。雕塑家可以喝完酒后去做雕塑，整形美容医生就不行，一不留神碰到了哪个血管神经就会出问题。更关键的是，整形美容医生做完了手术，自己很满意，客人却不一定满意。有时候医生不满意，客人却非常满意。雕塑家完成作品后，绝对没有作品满意不满意这一说。可见做一个合格的美容医生，真的很不容易。还有一点不一样，就是雕塑家的作品权归雕塑家本人，而医美的作品归求美者本人了。当然这个说法可以商榷。

所以说，我们在以下几个方面也换角度看问题。

第一，我们原来是专门找顾客的缺点，现在则应该转变一下，由找缺点转为审美。不管什么样的整型，也不如爹妈给的好。对于顾客本来就美的地方，我们坚决不能动。专业人士和顾客都应该建立这样的理念。换句话说，光是专业人士这样看还不行，顾客自己也要转变观念。求美者也要告诉咨询师和医生，自己认为哪里美。

第二，是参照物的问题。本来是一个小脸盘的人，非得要一个大鼻子

第四篇 医生——人体雕塑艺术家

不可，就不好看。一个器官再好看，如果跟脸型相比、跟其他器官相比不协调，就不是一家的。大鼻子、大眼睛、大嘴，就协调；小鼻子、小眼睛、小嘴，同样也协调。

第三，是支点的问题。我们说，一个人的美丑、老少70%取决于骨骼的形态，就是指支点。也就是说，是鼻梁、眉弓、颧骨、下巴、下颌角这些支点，直接决定了一个人的面相。现在老拿苹果肌说事，中国人已经很扁平了，其实不要做得太大了，再做一个圆圆厚厚的苹果肌就不对了。我们可以这么去理解。如果一个人脸显大的话，把颧骨的支点向靠近鼻子方向动一下，立马就显小了，反之脸庞显大。作为女人来说，脸小一般比脸大要好看。可能原来觉得鼻子小，脸型小了以后，结果就不小了。如果脸小了，那么原来的眼睛虽然小，现在就可以是正好的。鼻子也是这样，其他器官也是这样。原来以为小的器官，这下子都可以相对不显小，这就是参照物的大小、高低给人们的视觉差。在体形雕塑临床工作中我们常常看到这样的现象，给客人只做了一个腰部360度脂肪环吸，术后效果客人是高兴或是抱怨说：我的乳房咋大了？我的臀咋翘了？就是这么来的。

为什么说体形美大于脸型美，脸型美大于五官美？它是由大量实践中的经验教训得来的，不是说个顺口溜好玩的。其实，即便不通过医美来整形，还可以通过发型比如刘海的遮挡和不遮挡，来改善脸型；通过服饰，比如长脸型的人就不适合穿V形衣领而适合穿一字领，穿上高跟鞋就显得腿长、身体上下比例协调等，也都是为了符合黄金分割率，符合美学比例。

所以说，支点非常重要。公园里画素描的那些作画者，就是找到了模特儿的几个支点的比例、空间，然后把软组织一铺，就是形象各异的张三、李四、王二麻子。如果我们医生掌握了这个规律，手术就会非常快，把几个点做完，其他问题稍微一解决，就会非常漂亮。原来是费力不讨好，因为美学知识和美学理解有问题,现在则是事半功倍。

第四,是动态平衡问题。上面讲的"三庭五眼""四高三低",都是指在静态情况下。但是人不是静态的,而是动态的。所以不能只是考虑到静态美,还要考虑到动态美,喜怒哀乐的时候还应该是完美的。所以说,动态美也是很关键的美。

二十年前我有个案例,有个客人想要两个大腿细一点。那时的美学知识也只是停留在静态美,还没有上升到动态美呢。面诊时一看,确实是大腿粗小腿细。为了协调深浅,脂肪层都抽了一遍,结果是客人站着不动还行,可一抬腿就明显地凹凸不平。是脂肪多少还是肌肉收缩先不去深究,要检讨和总结的是:我们天天雕塑的是血肉之躯活生生的人,他是要走动的,不是维纳斯站在那千年不动。你在审美设计方案和雕塑操作时,必须考虑到动态的美。不然设计错了,结果肯定也是错的。

说到这里,医生就要注意了,要保证一个血肉之躯的动态美,需要的讲究就很多。大家知道,骨骼以外,有肌肉、脂肪和皮肤。我们脸部的骨骼肌肉,与咀嚼相关联的就是咬肌、颞肌,咬肌前面这个部分都是表情肌,表情肌是不能动的。整形手术要么在皮肤下面,要么在肌肉下面,一动肌肉,人的一切神态都没有了。为什么说整形医生是带着手铐脚镣的雕塑家呢?因为人身上的很多东西我们都不能动。不仅表情肌不能动,还有骨支点也不能动大了,而是要适当地动。动大了表情也会变化,因为骨支点往往都是肌肉的起始点处。如果造成动态不平衡,当然不是锦上添花,也归属于画蛇添足类。讲究动态的平衡,就是你不能让一个人傻傻地待着,他得有喜怒哀乐的正常表情呀!所以说,美学修养是非常关键的!

可以说,做医美不懂美,这是当前中国医美医生共同的软肋和痛点。木心先生说:"没有审美力是绝症,知识也救不了。"吴冠中先生说:"文盲不多,美盲很多。"我常在课堂上给年轻的医美医生们说:"一个美容外科医生艺术修养水平低,美学知识和技能差,就可以认为他是闭着眼睛做手术,其手术效果极有可能是画蛇添足。中国医美已有三十年历史的今天,如果还不幡然醒悟,那就不配做美容外科医生了,那还不如回到各大外科当一名救死扶伤的手术医生呢。"

当然,艺术修养和美学知识的提升不是仅仅读几本书、听几次课、记一些数据就OK了。而是一定要动手的,得需要人体素描技法和泥雕手法的反复实践和经验积累,才能逐渐从内心深处感悟到艺术对一个美容外科医生是多么的重要。它不仅仅让我们的术后效果令客人满意,也会让我们从中体验到艺术带来的快乐。这种快乐不仅在工作中,也体现在生活中。作为受益者,我认为艺术不是过去大家认为的文人雅客玩的东西,而是每一个人来到这个世界上就应该学习掌握并享受其中快乐的东西。一个不懂艺术的人,即使他富甲一方,也很难获得精神上的满足,进而有一个充满幸福感的人生。而且人类最大的财富是想象力,有了想象力就什么都可以有。而艺术就是激发提升一个人的想象力、创造力、理解力、记忆力、感悟力等人类各种潜能的动力源泉。

三、熟悉并掌握心理学

因为医美所面对的是活生生的人,面对的是具备各种各样心理状态的人。所以必须懂得人心,才能进行恰当而流畅的沟通与交流,以便更好地实现医疗美容目标。这就是学习心理学的意义。

心理学是一门研究人类的心理现象、精神功能和行为的科学。既是一门理论学科,也是一门应用学科,包括基础心理学与应用心理学两大领域。

心理学研究涉及知觉、认知、情绪、人格、行为、人际关系、社会关系等许多领域，也与日常生活的许多领域——家庭、教育、健康、社会等发生关联。基础心理学家从事基础研究的目的是描述、解释、预测和影响行为。应用心理学家还有第五个目的——提高人类生活的质量。

美容外科医生学习心理学的重要性是不言而喻的，因为我们服务的是生理健康但心理追求更完美的人群。故此我们在为求美者实施手术之前，必须清楚她（他）的求美动机是否正常、容貌认知是否有障碍、近期工作生活上是否有焦虑压力等。为的不仅仅是保护我们自己，减少不必要的手术纠纷，更可以帮助求美者缓解术前紧张焦虑，平稳度过术后恢复的不安期。因此，美容外科医生学习掌握心理学知识和技巧可以极大地提高客人满意度，降低医疗纠纷，实乃"磨刀不误砍柴工。"掌握心理学技能，可以让我们的医疗服务不仅停留在满足求美者的情感、尊重等基本要求，更可以让求美者在工作、生活中更加快乐，更加有信心和创造力，即达到所谓的自我实现。能做到这一点的美容医生，其自身工作生活肯定都充满快

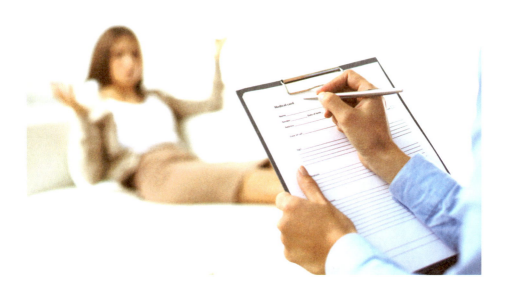

乐和成就感，受到大众的尊敬和社会的认可。这也是为什么未来人人都应该学习心理学的原因，因为学好心理学不仅可以帮助别人，而且能帮助到自己。

大家知道，做大外科手术，先要做体检，确定各项指标情况，能否做手术，需要提前做哪些准备。同样，我们做整形美容手术，不论是要做什么样的手术，都应该先作美容心理评估。而随着行业的逐步完善，心理学自然应该提上日程。个人不一定能意识到自己的心理问题，但是心理评估可能测试出来一些实情来。如果能通过心理学医生把问题很好地解决，可以不受皮肉之苦，那当然就更好了。

总之，医美医生要具备高超的艺术修养，既需要具备敏锐的感受能力，也需要具备丰富的想象力，还需要精湛的医美技巧。

换言之，创造美需要了解美、领悟美，需要从各个领域和角度来表现美。人的一切都应该是美的，因为上帝是按照自己的形象创造了人。正如契诃夫所说："人的一切都应该是美的：容貌、衣裳、心灵、思想……"莎士比亚也说过："人是万物的灵长，宇宙的精华，多么高贵的理性，多么伟大的力量，多么优美的仪表，多么文雅的举动，在行为上多么像一个天使，智慧上多么像一个天神。"既然如此，如果我们不能全方位了解和掌握这些，就不可能表现美和创造美。有个朋友曾经跟我调侃说：你们整形美容医生是五美人：懂得美，发现美，创造美，留住美，传播美。虽是调侃，但我还是挺受用的。同时，又感到两个肩膀沉甸甸的。

第十二章　美在整体协调和比例适当

美是和谐与比例，和谐是杂多的统一，不协调因素的协调。

——毕达哥拉斯

在我们这个世界中，在一切美的形体中，最美的就是人体。没有任何一种事物能与万物之灵长的人媲美。用柏拉图的话说，"最美的汤罐比起年青小姐来还是丑"。用赫拉克利特的话说，"最美的猴子与人比起来也是丑陋的"。

显而易见，和谐统一是人体美的显著特征。美的形式所表现的秩序、匀称、比例等因素，在人体上都可以找到。人的头颅和躯干、躯干与四肢、手的臂与肘、掌与指、灵活的腰、丰满的臀，以及健壮修长的腿脚，每一样都是必不可少的部分，它们配置得适当，才能表现出任何机体都不可能有的浑融一体与和谐一致。

古希腊数学家毕达哥拉斯早就看出这一点，他认为，身体的美就在于各部分之间杂多的统一，不协调因素的协调，而把这些杂多导致统一，把不协调导致协调的,就是人的头脑。头脑高高在上,统领全身,指挥一切,使一切活动都恰到好处,再没有比人体更绝妙的结构配置了。

一般正常人体都表现为左右对称、比例均衡、线条柔和、体形匀称、动姿协调等美态。一般都是头部相当身高的八分之一,肩宽为身高的四分之一,平伸两臂的宽度等于身长,乳房在肩胛骨的同一水平上,大腿的正面厚度等于脸的宽度等。又如脸部的长宽比、躯干的长宽比、乳房所在位置之上下长度比等比例关系都是所谓的"黄金数"0.618的近似值。

比如人类的S曲线情节,或许都可用人体美的审美积淀来解释。尤其是女性人体的曲线之美,流转起伏的曲线,是有节奏和谐的动感美。如人体的背面,从头部到颈部有一处凹进的弧度,接下去,在双肩处有一外伸的倾向。而从胸廓伸向臀部,则有一对双曲线,它们在大腿开始的地方停住,从大腿到膝盖这一段,有一个轻微的起伏,再下去在小腿上面又是一个外伸的倾向,然后下降到脚踝,这一系列微妙的起伏再由光与影的分布,从而构成了一幅美妙动人的画面。

这些在人体上变化、活动着的曲线,犹如高潮迭起、跌宕有致的交响声乐中的和弦。使人类对人体形成了以S曲线变化为核心的共同的审美情结。

我们认为,欣赏人体美,应该有一个客观层次。人体美的第一个看点,就是体形美;第二个看点,就是脸型美;第三个看点,就是五官美;第四个看点,就是神韵美。

第四篇　医生——人体雕塑艺术家

一、第一个看点——体形美

就人体而言，我们可以从它上面看到直线、曲线和圆甚至可以用规尺画出直线和圆形形成的平面和立体。所以，人体的体形美也是有标准的。这一标准是根据人体的测量数据，如身高、体宽、围度、角度以及人体各部分之间的比例，来确定人体美的量化标准。

现代人体美学认为，身体正常比为7.5个头身。眼裂水平线约位于头面部的1/2处；头至臀为4个头身；躯干中点在耻骨下端；身长的中点在下肢的最上部；肩宽一般小于两个头身；髋宽为1.5个头身；膝以下为两个头身；肩至肘、掌根至指尖均为1个头身。女子下肢比男子短，肩窄臀宽，身体的中点在耻骨联合上。

日本竞技与文化联盟理事长池上金教授提出身

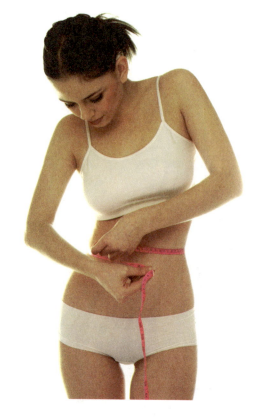

123

高及体围径度来判断女性人体的美。若身高为160cm的女子，颈围应为31~33cm，胸围为84~86cm，腰围为60~62cm，臀围为86～88cm，大腿围为60～62cm，小腿围为31~33cm。

那么，在医美中塑造体形美，就可以参照上面的标准来进行。

二、第二个看点——脸型美

脸型是指面部的轮廓。脸的上半部是由上颌骨、颧骨、颞骨、额骨和顶骨构成的圆弧形结构，下半部取决于下颌骨的形态。这些都是影响脸型的重要因素，颌骨起了很重要的作用，决定了脸型的基础结构。

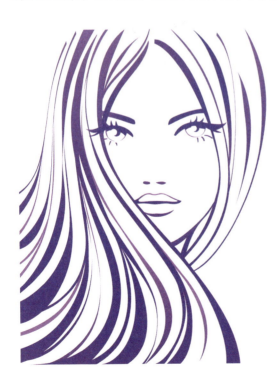

好看的脸型一般是符合黄金比例的。将整体一分为二，较大部分与整体部分的比值等于较小部分与较大部分的比值，其比值约为0.618。这个比例被公认为是最能引起美感的比例，因此被称为黄金比例，也被称为黄金分割。

脸型的分类方法有很多。在我国古代的绘画理论和面相书中就有各种各样的分类法，并对脸型赋予了人格的内容。下面是几种常见的脸型分

第四篇　医生——人体雕塑艺术家

类法：

（一）形态法

波契将人类的脸型分为 10 种：①圆形脸型；②椭圆形脸型；③卵圆形脸型；④倒卵圆形脸型；⑤方形脸型；⑥长方形脸型；⑦梯形脸型；⑧倒梯形脸型；⑨菱形脸型；⑩五角形脸型。

（二）字形法

中国人根据脸型和汉字的相似之处，把脸型分为 8 种：①国字形脸型；②目字形脸型；③田字形脸型；④由字形脸型；⑤申字形脸型；⑥甲字形脸型；⑦用字形脸型；⑧风字形脸型。

（三）亚洲人法

根据亚洲人脸型的特点，一般可以分为 8 种类型：①杏仁形脸型；②卵圆形脸型；③圆形脸型；④长圆形脸型；⑤方形脸型；⑥长方形脸型；⑦菱形脸型；⑧三角形脸型。

此外，还有人提出，人的脸型是一个立体的三维图像，因此也应该从侧面来进行观察，这是以前所忽略的。的确，从侧面对脸型进行考察确实有助于对容貌进行全面的评价。根据人的正侧面轮廓线，将人的脸型分为 6 种：①下凸形脸型；②中凸形脸型；③上凸形脸型；④直线形脸型；⑤中凹形脸型；⑥和谐形脸型。

那么这么多脸型，什么样的才是美的呢？

世界各国大部分认为近似于椭圆形伸直型的瓜子脸、鹅蛋脸才是最美的脸型。从标准脸型的美学标准来看，这种脸型面部长度与宽度的比例为 1.618 比 1，这也是符合黄金分割比例的。

大家知道，脸型的美，对我们面部的美是影响最大的，远远大于单一的五官的美。如果没有一个好看的脸型，只有一个好看的鼻子或者眼睛，还不足以说是美女，可见脸型的重要。一般来说，所谓明星脸，首先是具备一个好看的脸型。所以，一个好看的脸型一直是求美者的目标。

而我们在做额面部脂肪填充、隆下颌、截下颌角、颧骨降低等手术时，无不以此黄金比例为标准。咨询师在为顾客设计上述项目时，测量顾客的脸型比例，以黄金分割比例为标准，则无疑更有理论依据和说服力。

三、第三个看点——五官美

人们一般所说的五官，指的是耳、眉、眼、鼻、口五种面部器官。上帝给人以美貌，最精妙之处在于令人痴迷的五官组合！

在面部轮廓的框架结构上，符合"三庭五眼"，而正中垂直轴上又有"四高三低"，横轴上符合"丰"字审美准则，达到以上十几个基本指标，那么这张脸就当之无愧地可以称之为"美貌"了。

（一）"三庭五眼"

三庭：在面部正中作一条垂直轴线，通过眉弓作一条水平线、通过鼻翼下缘作一条平行线；这样，两条平行线就将面部分成三个等分：从发际线到眉间连线，眉间到鼻翼下缘，鼻翼下缘到下巴尖，上中下恰好各占三分之一，谓之"三庭"。

五眼：是指将面部正面纵向分为五等分，以一个眼长为一等分，整个面部正面纵向分为五个眼之距离。眼角外侧到同侧发际边缘，刚好一个眼睛的长度，两个眼睛之间也是一个眼睛的长度，另一侧到发际边是一个眼睛长度，这就是"五眼"。

这为我们设计隆下颌、鼻延长、开眼角等手术，甚至太阳穴填充等项目，都提供了理论依据。比如通过测量发现，鼻基底到下巴尖端的长度，如果没有达到上庭中庭的长度，这视为下巴过短，可以建议顾客通过隆下颏予以改善；再比如两眼类似间距过宽超过一个眼睛的距离，那么也可以通过开内眼角予以矫正。

（二）"四高三低"

四高：第一高点，额部。第二个高点，鼻尖。第三高点，唇珠。第四高点，下巴尖。

三低：分别是两个眼睛之间，鼻额交界处必须是凹陷的；在唇珠的上方，人中沟是凹陷的，美女的人中沟都很深，人中脊明显；下唇的下方，有一个小小的凹陷，共三个凹陷。

"四高三低"在头侧面相上最明确。符合"三庭五眼"和"四高三低"美学规律的面容是好看的和谐面容，如果加上五官局部美和头面轮廓美，才是真正的美女。比如在做隆鼻手术中，医生假体雕刻不当，就改变了鼻额角的位置，甚至把鼻额角做成直线成了通天鼻，这也是不符合"四高三低"的体现。

（三）五官美的标准

（1）眼睛美：双眼对称，眼窝深浅适中。

（2）鼻子美：鼻根与双眼皮位置等高。

（3）耳廓美：双耳对称，大小及形态相同。

（4）唇谷在唇宽的1/2处，唇角微翘。

（5）牙齿美：静止状态时上前牙覆盖下前牙形1/3。正中上前牙与面形相同，牙齿整齐，洁白。微笑时露出双侧尖牙。

（四）面部五官美的标准认识

第一种是标准脸型。

（1）甲—瓜子脸，适合各种妆容，是矫正脸的依据。

（2）申—特点：额头窄，颧骨高，骨感强，显成熟，精明。

（3）国—特点：轮廓偏方、刚毅、正直，是男士的标准脸型，作为女孩子来说缺少柔美感。

（4）目—特点：长方脸型，偏长。上庭长：机灵，显小，中庭长：成熟、严肃、缺少柔美。

（5）圆—特点：长宽比例接近，面部轮廓偏平，可爱、显小。

（6）由—特点：额头窄，腮部突出，稳重、朴实、亲和力强。

第二种是标准眉。

（1）眉毛不能低于眉头，只能略高于或平于眉头。

（2）眉峰占从眉头到眉尾的2/3处。

（3）从眉头到眉尾由粗到细，眉头的颜色稀而浅，眉腰密而浓，眉尾细而淡。

（4）上实下虚。

眉毛适当上扬能使脸型拉长，使人显得精干机敏，英姿飒爽。过度上扬，略显凶像。略平的眉毛，显得人和气慈祥。过度下垂，显得八字眉是苦相脸。

随着年龄的增长，额部皮肤松弛，眉部成下垂之势，严重的就会出现八字眉。这就需要我们为顾客眉上缘切口，做提眉矫正，重新为顾客提升眉形，重新设计眉峰的位置，美化眉型等。

基于以上原则，我们在做切眉提眉的手术前，设计师就要考虑到术后眉形的变化，不但眉峰的位置要设计准，更要避免眉身低于眉头成八字眉的出现。

这里着重提示两点：一是矫正眉下垂，提升眉形，是做眉上缘切口。但是眉下缘切口，是为了提升上睑皮肤，矫正上睑松弛。而在临床上，一些咨询师还分不清眉上切口和眉下切口的设计原则。二是切口一定要紧贴

第四篇 医生——人体雕塑艺术家

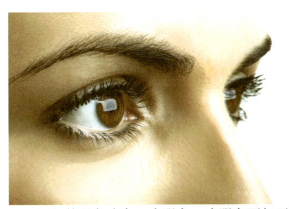

眉毛边缘，行刀时要按眉毛生长方向平行切开。否则切口离眉毛毛囊距离太近，容易切断毛囊，造成毛囊脱落，都会使术后疤痕非常明显。

第三种是标准眼睛。

（1）外眼角略高于内眼角，内眼角要打开。

（2）眼睛在平视时双眼皮弧度均匀，眼皮不压睫毛。

（3）上下眼睑与黑眼球自然衔接。

（4）上下睫毛浓密，卷翘，黑白眼球，黑白分明。

第四种是标准唇。

（1）上下唇的比例 1∶1.5 或 1∶1.2。

（2）唇峰在唇谷到唇角的 1/4 处。

（3）唇角微翘。

一般而言，面部比例决定人的表面年龄。我们做美容手术不能破坏这样的比例关系，一切应以协调为主导。单一项目的夸张，都是失败的美容手术。符合"三庭五眼"和"四高三低"美学规律的面容，才是好看和谐的面容。

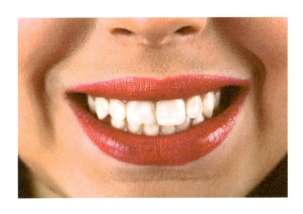

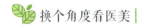

四、第四个看点——神韵美

人们常常羡慕那些天生丽质、内蕴与体态都和谐优雅娴淑的女子。对那些虽然有着美丽的脸蛋，但动作轻浮粗俗或矫揉造作的女子不免惋惜。女人的美在神韵，而韵致不为时光左右。如果说容颜漂亮是酒，那么气质风韵就是茶。

闭月的貂蝉，羞花的杨贵妃，沉鱼的西施，落雁的昭君，四大美女几乎人人皆知。诗说"北方有佳人，绝世而独立。一顾倾人城，再顾倾人国"；"回眸一笑百魅生，六宫粉黛无颜色"。女人的美，清新丽人，如空谷幽兰，脱离凡俗。纯洁之美，天然之丽。"清水出芙蓉，天然去雕饰"。妖艳美女，"妖娆动人，艳光四射"。宋朝苏轼说："欲把西湖比西子，浓妆淡抹总相宜。"淡雅的装饰，浓艳的粉脂，天生丽质，神韵迷人。"燕瘦环肥"，汉代时，赵飞燕轻巧见称，唐代杨贵妃身材丰满，皆是女人的美的典范。韵致是女人魅力的源泉，是女人生命的动力，是女人灵动的美感。

韵致它不择高低贵贱，它入得王谢堂前，也光顾寻常家中。它上得了厅堂，也下得了厨房，是无处不在的。它是一个人的心性、修养、文化的总和，不用标榜，不用表白，就慢慢地从里到外散发出来。它不是走红毯时的昙花一现，也不是舞池中的惊鸿一瞥。它是居家时的一份随意美好，是一件简单的羊毛衫都遮不住的风情、是窗明净几看书时的恬静、是一见之就怦然心动的雅致！

太过锋芒的人是不会具备高雅韵致的。像《红楼梦》里的晴雯虽是正

第四篇　医生——人体雕塑艺术家

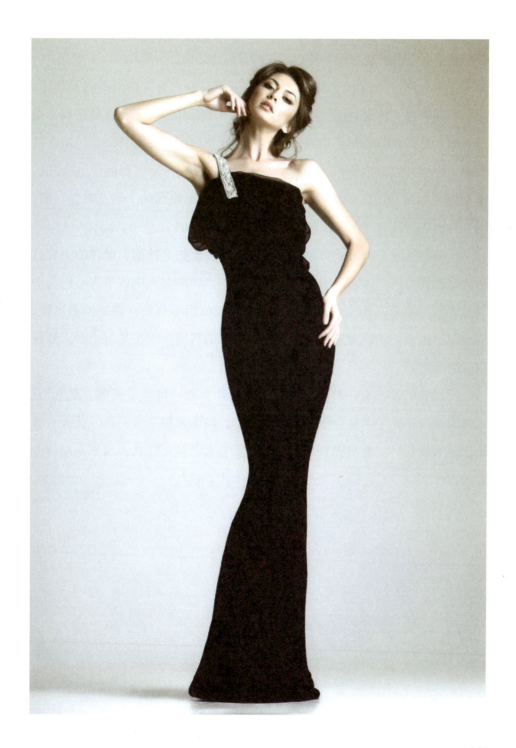

直聪慧、美丽优秀的，但就缺少了那么一点点韵味。韵致是心体澄澈，常在明镜止水之中；是意气平和，常在丽日风光之内。

清朝有位名叫西园主人的，他评黛玉说"宝钗有其艳而不能得其娇，探春有其香而不能得其清，湘云有其俊而不能得其韵，宝琴有其美而不能得其幽，可卿有其媚而不能得其秀，香菱有其逸而不能得其文，凤姐有其丽而不能得其雅，洵仙草为前身，群芳所低首者也！"大观园里的女儿们个个貌美如花，玲珑曼妙，但她们的韵致是各不相同的。颦儿集娇、清、幽、秀、文、雅于一身，独占魁首，是当之无愧的！

优美的身段，丰乳肥臀，细腰雪肤，还需要加上神韵，单纯的美貌已不再是现代时尚女人的追求。一个真正美丽典雅的女人应该是内心的高贵与外表的精致合二为一，风韵但不风情，脱俗但不自负，谦逊但不卑微，古典但不呆板。能成为这样优雅而充满智慧的气质女人，是每个女人梦寐以求的。

所以我们说：有一种美是时髦，是短期。有一种美是经典，是永恒。人体美本身作为艺术品，最好是一次定型，既为永恒又为经典，让人百看不厌，难以释怀。整形美容最重要的是要看自己需要什么，而不是追逐今年流行什么。

第十三章　微整形的四大技术

工欲善其事，必先利其器。

——《论语》

　　我们一直在强调，医美是一种鲜活的雕塑艺术。而且已经形成了四种形态的雕塑艺术，即骨雕、线雕、脂雕和皮雕。通过四雕，就可以塑造出各具特色的巧夺天工之美，为众多顾客奉献我们高超的技术与艺术成果。

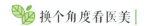

一、骨雕——雕塑骨子里的青春美

人体美学知识清楚地告诉我们,人的面相美与丑、老与少,70%取决于骨骼的结构与形态,30%取决于软组织。换一句话说,骨骼的形态与结构是底子好的关键。

大家都知道"楼兰美女"。楼兰是西域古国名,都城遗址在今中国新疆罗布泊西北岸。1980年发掘出一具女性干尸,始称"楼兰美女",是迄今为止新疆出土古尸最早的一具,距今约有四千年的历史。

俊俏的卵圆形面庞、披肩的栗色长发、挺直的鼻梁、长长的睫毛、薄薄紧闭的嘴唇。在经历约4000年罗布泊风沙的侵蚀后,经过技术复原后,仍然可以美丽动人。为什么呢?因为"楼兰美女"有着超凡脱俗的骨相。

所谓骨雕,就是为了实现面部的年轻化而对骨骼框架进行的修整过程。在原则上说,为了获得更加自然和谐的面部年轻化,应该修正所有来自老化过程引起的改变。如珊瑚艺术骨雕通过对骨骼的加减雕型,就可以使其骨骼形态与结构比例协调、空间曲线和谐。

使用骨雕方法,可以进行以下经典复合型微整形手术:

(一)下睑袋矫正术+眶外下区域的CHA充填;

(二)微创颧脂垫筋膜悬吊+上颌骨前壁充填;

(三)颧脂垫微创悬吊+上颌骨前壁充填+下眼袋矫正+眶外下区CHA充填;

(四)颧脂垫微创悬吊+颞部充填;

第四篇 医生——人体雕塑艺术家

（五）微创颧脂垫悬吊+眉梢部骨膜下提升+颞部充填；

（六）微创颊部筋膜悬吊+下颌骨前壁充填+颏部充填；

（七）上颌骨前壁梨状孔充填+降鼻中隔肌梨骨上点剥离+抬高鼻尖；

（八）上颌骨前壁充填+翼基缩窄术。

如今，已有医美团队依据亚洲女性审美标准，创造出"缺、调、补、养"四位一体的美学设计体系。

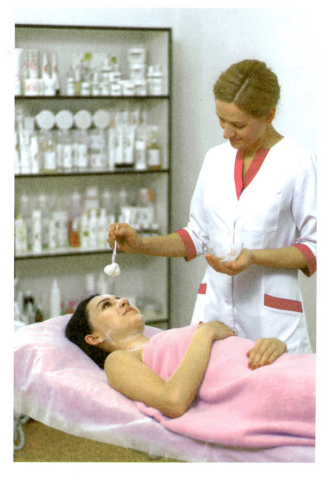

缺——精致设计完美骨相。由资深美学设计师对求美者面部骨骼状态进行详尽评估，科学判断骨相缺失的具体原因，采用专利面部测量工具，精确采集面部中轴线曲度参数，面部"三庭五眼"与"四高三低"比例数据，设计面部骨骼黄金比例。

调——重现面部轮廓年轻态。对求美者状态进行综合评估，通过面部脂肪组织的调整回位，实现脂肪区颊脂垫的紧实上扬，重视面部优美弧度，呈现自然的面部轮廓美与年轻态。

补——打造面部圆润弧度。为求美者拟定科学合理的面部肌肤补水方

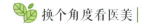

案，由内而外恢复肌肤的水润、细致、光洁、嫩白。

养——滋养白嫩水润肌肤。以"三面四线"面部弧度为依据，对求美者面相骨骼区域轮廓进行硬度支架重建，采用脂肪填充技术，对面部轮廓脂肪区出现的衰老性凹陷进行填充，以最佳设计与技术相结合，重现面部圆润弧度。

实践证明，骨相上的缺憾可以通过骨雕手法予以弥补。就是骨雕技艺可以打造骨子里的青春美，打造出由内而外焕发骨感的气质美和年轻态。

二、线雕——塑造美的曲线与轮廓

所谓线雕，就是使用医用可吸收与不可吸收线，将松弛下垂的软组织（皮肤、肌肉、脂肪、筋膜）提升固定在年轻漂亮的位置并形成美的曲线与轮廓。同时紧致加厚皮肤、减少皱纹。

按照除皱手术发展史，第一代是面部皮肤做梭形切除；第二代是SMAS提紧术，俗称大拉皮；第三代是骨膜下除皱；第四代就是微创美容悬吊术，即我们所说的线雕，手术趋向微创化。

人的面部衰老的原理及表现：一是弹力纤维失去弹性而断裂；二是透明质酸减少；三是皮肤变薄、干燥、松弛、下垂。

（一）微创悬吊线作用原理

（1）悬吊线顺向组倒刺抓持组织，悬吊后提拉松弛组织，逆向组倒刺在提拉后固定，防止提升后组织下垂，达到V脸和除皱的效果。

（2）促进局部组织的微循环，使皮肤健康红润。

（3）促进细胞再生与组织修复，进而改善色素沉淀、皱纹，使肤色白皙水嫩。

（4）刺激胶原蛋白合成，使皮肤光滑有弹性，莹润紧致。

（二）线雕手术步骤

（1）根据客户需求设计手术方案，在面部标记置线数量与位置。

（2）左侧面部行局部浸润麻醉。

（3）于左侧耳前发际线处作一微小切口。

（4）持 HS 美容悬吊线从切口处进针，沿标记线在 SMAS 层潜行穿刺至预设位置。

（5）将针尾处线体轻轻沿套管针送入少许，使线头从针尖处进入组织，左手食指在面部相应位置压住线头，右手退出套管针。

（6）牵引线尾处，使松弛组织提拉至适当位置，抚平面部皮肤。

（7）依次置入下一根悬吊线，至全部完成。

（8）剪断外露线体，缝合微小切口。

（9）同法完成右侧面部悬吊手术。

悬吊线埋置位置——SMAS 层。

（三）线雕适应症范围

（1）轮廓：整体松弛、眼周松弛、苹果肌下垂、下颌线松弛；

（2）皱纹：抬头纹、川字纹、鱼尾纹、法令纹、泪沟、木偶纹、颈纹；

（3）隆鼻；

（4）躯干：乳房下垂、提臀等。

（四）线雕的优点

（1）手术简单、快速。全脸治疗时间约 40 分钟。

（2）效果明显，术后即可见提拉效果。

（3）安全，局部麻醉，且手术损伤小。

（4）恢复期短，门诊小手术，午休美容的一种。术后即可工作，不影响日常生活。

（5）无副作用。

（6）维持时间长，效果可维持 2 年以上。

三、脂雕——加减法下的形体雕塑

脂雕就是指脂肪雕塑，也称作形体雕塑。

常规吸脂术以减肥为主，对体形改变则不足。但是经过长年的医疗实践，人们已经把吸脂减肥的概念提升到了形体雕塑的高度。这中间，除了吸脂还需要充填脂肪，很多时候是在同一人体部位内吸脂和充填同步完成，这就是形体雕塑的含义。

形体雕塑是一种效果上永久性的美容技术，具有微创、恢复快、效果好、风险小、回头率高的特点，已经成为整形美容的主打项目之一。这种技术是今后美容机构和美容医生为求美者塑造美丽面容和姣好身材不可缺少的基本技术之一。其中的技术要点在于如何吸脂吸得精准和精细，填充如何填得恰到好处，保证成活率，争取一次成型。

（一）形体雕塑的适应症范围

（1）面部轮廓各种原因导致的与面部美学相冲突、造成面部结构不协调的凸凹情况，通过自体脂肪移植可以达到弱化凸出、填平凹陷的目的，使面部呈饱满、圆润、柔和的轮廓。

（2）适应于面部皮下脂肪层较薄，肤色暗黄，弥漫性色斑，大范围、少量填充后可以重建皮肤年轻态，改善皮肤色泽，淡化色斑，去除皱纹的目的。

（3）面容雕塑，如眉弓、下睑泪沟、鼻、颏、唇珠、耳垂以及苹果肌等部位的塑形。

（4）体形雕塑，如大腿平直化、臀部塑形、腰腹部塑形等。

（二）有关艺术脂雕

（1）脂肪雕塑的目的是容积塑形

塑形需要艺术。由于颜面软组织不均衡的容积流失，造成外观的凹凸不平和下坠，呈现出一种衰老的状态。艺术脂雕将皮下脂肪平衡雕塑（多为雕、少为塑），使面相空间和谐、凹凸有致，同时滋润皮肤、减少皱纹。

在面容雕塑上，可以进行饱满额部塑造、瓜子脸型塑造、脂肪隆鼻、脂肪隆下颌、脂肪填泪沟、脂肪丰苹果肌、脂肪填鼻唇沟、脂肪丰耳垂、脂肪丰太阳穴、脂肪填充除皱、吸脂除皱等。

（2）艺术脂雕提升原理

30岁以后，脸部出现松弛下垂。随着年龄的逐渐增长，脸颊会凹陷，嘴唇会瘪，失去了年轻时的丰满、弹性。艺术线雕是解决松弛的问题，那么艺术脂雕就是解决丰满和弹性的问题。

因为这个世界上没有哪两个人身材是完全相同的。想通过手术改变身材的人群中每个人所涉及的部位是不同的，每个部位问题大小也是不一样的，这就要求因人而异进行个性化设计。

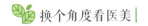

四、皮雕——创造皮肤返老还童的奇迹

皮雕是指皮肤雕塑，就是我们常说的皮肤美容，包括皮肤保养、护理和手术等方法。皮肤雕塑主要改善皮肤不理想的现状，让皮肤恢复正常的新陈代谢系统，提高皮肤健康度，延缓皮肤衰老，从肤色、肤质、肤龄、肤健4个方面全面进行改善提升，并从症状、新陈代谢、根源、长远管理4个维度深入皮肤不同层次彻底解决皮肤问题。

皮肤由外向内可分三层：表皮层、真皮层和皮下组织。另外，皮肤还有一些附属器官，如皮脂腺、汗腺、毛发、指甲。

表皮是皮肤的最外层，覆盖全身，有保护的作用，表皮的平均厚度为0.1到0.3毫米。表皮没有血管，但有很多细小的神经末梢，能感知外界的刺激，产生触觉、痛觉、冷觉、热觉、压力觉等感觉。

真皮位于表皮深层，向下与皮肤组织相连，真皮由致密结缔组织组成，其内分布着各种结缔组织细胞和大量的胶原纤维、弹性纤维，使皮肤既有弹性，又有韧性。真皮位于表皮和皮下组织之间，其中还有神经和神经末梢、血管、淋巴管、肌肉以及皮肤的附属器。

皮下组织属于间叶组织，主要组成成分为脂肪细胞、纤维间隔和血管。此外，皮下组织内尚分布有淋巴管、神经、汗腺体以及毛囊（乳头部）。其厚度因体表部位、年龄、性别、内分泌、营养和健康状态等而有明显差异。

下面，介绍几种常用的皮雕技术。

第四篇　医生——人体雕塑艺术家

（一）激光美容

激光美容是近几年兴起的一种新的美容法。此法可以消除面部皱纹，用适量的激光照射使皮肤变得细嫩、光滑，如治疗痤疮、黑痣、老年斑等。由于激光美容无痛苦且安全可靠，受到人们欢迎。

（1）优点

激光美容是将特定波长的激光光束透过表皮和真皮层，破坏色素细胞和色素颗粒，碎片经由体内的巨噬细胞处理吸收，安全不留疤痕，高效地实现美白的目的。

（2）原理

激光美容产品的主要原理是采用了对人体有益、透过能力较强、人体组织吸收率高的光波波段。利用弱激光对生物组织的刺激作用，同时对脸部多个美容穴位照射，通过对面部穴位和局部皮肤照射，有效地刺激面部经络穴位，加速血液循环，改善皮肤的供给状态，增加肌肤组织营养，促进皮肤的新陈代谢，去除衰老萎缩的上皮细胞，增强面部皮肤骨胶原蛋白活力，促进细胞再生能力和皮脂腺、汗腺的分泌功能，刺激表皮末梢神经，促进肌体的合成代谢及组织修复，从而改善面部肤色晦暗、色素沉着、皮肤松弛、皱纹、眼袋下垂、黑眼圈、毛孔粗大、皮肤粗糙等，使面部皮肤红润光泽、弹性增强，延缓皮肤的衰老，起到养颜美容的效果。

（3）使用范围

色素性皮肤病：太田痣、文身、脂溢性角化病、雀斑、黄褐斑；血管性皮肤病：毛细血管扩张、鲜红斑痣、毛细血管瘤、血管角化瘤、蜘蛛痣、瘢痕疙瘩等；多毛症；光子嫩肤：皮肤松弛、毛孔粗大、皱纹、老年斑、小的毛细血管扩张。

（二）肉毒素注射

肉毒素是一种风靡全球的无创美容魔法，它具有强大的除皱和局部美塑功能,不仅女明星爱肉毒杆菌,很多男明星也公开承认自己是肉毒杆菌的使用者,这在娱乐界已经不是什么新鲜事。不过越来越多的爱美人士也纷纷加入肉毒素注射除皱的行列,清除"岁月痕迹",焕发美丽容颜。

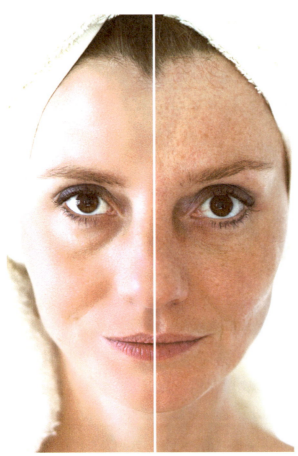

肉毒素之所以能除皱,利用的就是它可以阻断神经和肌肉之间信息传导的功效。和化学剥皮、胶原注射等手术相比,肉毒杆菌毒素去皱确实是目前国际上最先进的去皱技术,它有损伤小、无创伤、不影响工作、见效快的优点,只需要在皱纹处注射一针肉毒素,3到14天后皱纹就会逐渐展平。

适应症:

(1)面部上1/3皱纹效果最佳,如额纹、眉间纹、鱼尾纹、鼻背部皱纹等都可以通过肉毒素除皱来实现消除。另外,肉毒素除皱还可治疗面部除皱术后仍有细小皱纹的患者。

(2)肉毒素除皱可以调整眉的整形:眉不对称的矫正,抚平口周纹,口角整形可以通过肉毒素除皱来塑造。

(3)瘦脸、瘦腿:肉毒素除皱针对面部咬肌肥大、小腿肌肉发达者,可达到使脸庞变瘦、小腿变细的效果。

（4）身体要健康，没有免疫性疾病。

（5）一定要在身体发育成熟后，一般在18岁以上，不然会影响身体的自然发育。

（6）手术部位以前没有注射过其他的材料。

（7）不要存在任何的皮肤疾病。

优点：

（1）无需开刀：肉毒素除皱手术注入的药物数小时后就会被人体吸收，无痛苦、见效快，安全可靠、简单有效，深受爱美女性的欢迎。

（2）精确生物除皱见效时间短：肉毒素除皱手术使用微量的生物制剂作面部多点皮下注射，短时间内精确消除面部密集细小皱纹，如前额、眉间、眼外眦部、颊部、口角、颈部等皱纹，使皮肤光泽有弹性。

（3）无需等待立马上班：肉毒素除皱手术是通过生物制剂对皱纹肌及其支配神经的麻痹作用达到治疗的目的，这种治疗不需要恢复期，只要几分钟即可直接回家或去办公室上班。无创伤，不需要休息，不影响工作；效果确切，立竿见影。

（三）面部化学剥脱术

面部化学剥脱术是利用化学药物的细胞毒性及蛋白质凝固作用造成表皮细胞破坏，蛋白质凝固溶解，引起皮肤炎症，表皮和真皮乳头不同程度坏死、剥脱，皮损得以去除，继而利用创伤修复过程促进表皮细胞分裂，减少皮肤皱纹。

适用：痤疮、痤疮后瘢痕、毛孔角化症、脂溢性角化病、黄褐斑、雀斑、炎症后色素沉着、皱纹。

（四）皮肤磨削术

皮肤磨削术是对表皮和真皮浅层进行磨削的一种手术，磨削后残存的皮肤会迅速形成新的表皮，伤口几乎不留或极少留有瘢痕而愈合。

适用：痤疮、水痘后遗瘢痕、色素沉着斑、文身瘢痕。

（五）组织注射填充技术

组织注射填充技术是将可注射的医用材料注入皮内或皮下，使软组织扩张的一种技术，在皮肤美容领域主要用于治疗皱纹、局部组织缺损、凹陷性痤疮瘢痕。

该技术主要有两种：第一、胶原蛋白注射技术：动物蛋白（牛真皮中提取，效果维持6个月左右）、人自体胶原、人异体胶原。第二、玻尿酸注射技术：可用于眼周及唇部的皱纹、凹陷性痤疮瘢痕、隆唇的治疗。

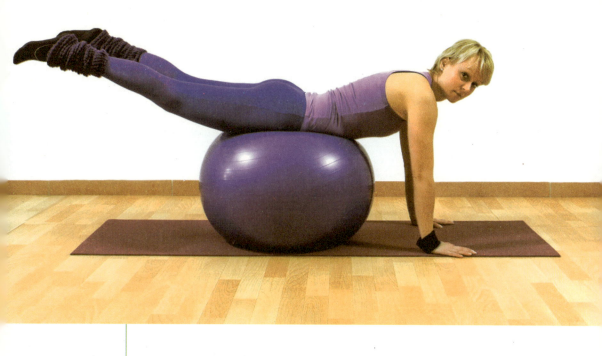

第五篇
杜比讲——人物美学知识

本篇是笔者提倡的人物美学的美学观在医学美学中的整形设计应用。文章从审美需求的终极目的，和这些年发生在整形领域的所见所闻，由下至上去逆推：求美者为什么来整形？求美者想要怎么样的一个容貌身材？什么才是符合求美者及其所属的社会群体普遍审美价值观认知的美？帮助求美者建立审美认知的正确观念，引导医疗整形美容的理性审美消费；同时，帮助医美行业的求美者、咨询设计师及施术医生之间，建立审美认知和审美需求的基本共识。

第十四章　美的认知——美与审美

美是理念的感性显现。

——黑格尔《美学》

　　尽管爱美是人的天性，所谓"爱美之心，人皆有之"，但是人类对美的认知在理论上却是众说纷纭，莫衷一是。因为美既有概念上的统一性，又有个体审美的差异性。

一、什么是美

美是什么？好像谁都很有话说，好像没见谁说清楚过。问我？标准答案："我也不太懂！"美的定义是美学中最难的问题。在人类历史上第一篇系统研究美学的文章《大希庇阿斯篇》中，作者借苏格拉底的口总结道："美是难的。"到今天，关于美是什么，绝大部分的美学家都还认为，美是永远无法破解之谜。所以，"美因为成谜而迷人……"

那到底人类是不是对美一无所知？不是！也许"她"并列于人类最终极的科学，而几千年文明的我们还太肤浅。关于东西方包括中国的美学史和主要美学观点的成因的普及，有许多历代名家的文献著作可以检索，不需要笔者在这里鹦鹉学舌。能被大量的研究事例论证并达成共识的，并且和本篇幅有关的最重要的一些观点，这里还是要阐述一二。

（一）美的定义

美是能引起人们美感的客观事物的一种共同的本质属性。美包括生活美和艺术美两个最主要形态。生活美又分为自然美和社会美；艺术美包含优美、崇高、悲剧、喜剧等几个基本范畴。

（二）美学的定义

美学是人类关于美的本质、定义、感觉、形态及审美等问题的认识、判断、应用的过程。美学是哲学的二级学科。

（三）美的五大学说与核心观点

（1）美在客观说。这种理论最初注重美的自然属性的研究，发现了有关和谐、比例、对称、多样统一等美的外观形式法则。当然，古典主义美学后来也开始侧重于社会美的研究，对美与生活的关系等问题有精辟的论述。代表人物有狄德罗和车尔尼雪夫斯基等。

（2）美在主观说。认为美是人的意识、情感活动的产物或外射表现，这种理论在审美意识、审美心理、审美感情方面做了较为深入的探讨。代表人物有休谟、康德、柯罗齐等。

（3）主、客观关系说。认为美既不在客观，也不在主观，而在二者的结合中。但在论说中有倾向于客观的，也有倾向于主观的。

（4）超自然说（新柏拉图派）。认为美是上帝、神或某种超越主、客观的"第三力量"创造的。有个观点说科学的尽头是神学的开始，而美学是神的科学。

（5）社会实践说。认为美的本质是人的本质的对象化，自然的人化，是合目的性和合规律性的统一，真与善的统一，是自由的形式。

上述各种学说激烈互撕了千百年，相互间对立、影响、批判、吸收、继承、融合，学派层出不穷、数以百计。总体上，当代的学者包括笔者的人物美学，更多主张"由下至上的"实证法研究，更关注直觉、潜意识、本能冲动、欲望升华、主观价值、情感表现等主观因素对于客观人物形态的审美认知的研究。而今，美学已经与现代心理学、生物医学、数学、信息论、系统论、社会学、经济学、考古学等不断交叉，形成新的关联性学科，比如医学美容的人物美学设计理论与系统性的应用设计方法等。

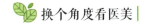

二、审美——人物美学怎么说

讲到审美，更是永远说不完。我们缩小范围，围绕着医学整形美容这个领域，谈一谈笔者的人物美学在理论研究与设计应用实践中的一些观点。这里我们要解决几个问题：

（一）审美是什么？

审美是人物个体在理智与情感、主观与客观的基础上，对世界上客观存在的事物的认识、理解、感知和评判。审美是一种个体的、绝无雷同的价值观认知，所谓萝卜青菜各有所爱才是审美的本质。

（二）人物美学是什么？

人物美学是立足于人的生物学特征，从社会学的视角，通过医学造美手段，解决求美者个人心理审美与所属社会群体的公众审美二者和谐统一的形象设计理论和应用技术。

（三）人物美学与人体美学的区别

人体美学是以生物学、人种解剖学本身为对象，研究人体的结构与形态的美学理论。通俗地讲，是人的形态做漂亮了，就是美。

人物美学在医美领域的美学设计研究，是基于社会学审美视角，以人体的结构和形态为落脚点，研究不同历史时期、地理、人种、文化教育、社会阶层、个人经历等要素的总和，对审美个体与审美群体的价值观认知的理论。人物美学认为：医美的施术价值和技术总和是医学解剖学所关注的人体形态美学、心理学和审美学的三者合一，最终以艺术美的形式，表现在人物形象上，是整形（医学）、整心（心理学）和整美（美学）的综合艺术。

通常来说，美的规律性指标——"漂亮"和审美的规律性指标——"喜欢"是两码事。而求美者想要的是她/他心理感知、喜欢的美，这是社会学视角下的审美认知。显然用人体美学从事医美的容貌设计，是有根本局限性的。而人物美学恰恰解决了这一点。人物美学的理论在设计实践中，是以目标导向的：

（1）在符合求美者生物学形态的基本规律的前提下，人要真实、自然，不是改变了模样"变"美，而是以假乱真，看起来是"长"美的。这一点人体美学理论也基本满足。

（2）要满足求美者的审美观。求美者想要的和医生或咨询设计师的审美喜好，在逻辑上没有半毛钱关系。在精确掌握求美者想要的美是什么之前，所有的设计和医疗操作都是一种冒险。因为这需要研究社会学、心理学等领域的认知内容。而每个求美者的骨性和软组织条件的差异性，使得标准的人体解剖学数据已经无法绝对支持设计应用，这三者让人体美学的理论进入人物设计的盲区。

（3）了解求美者因何而求美。没有无缘无故的求美。每个求美者在今天的讯息环境和医疗恐惧的前提下的求美，一定是生活中其容貌给生活和心理带来了巨大的不得不解决的困扰。手术的结果，如果不能解决这个问题就是造美的失败。这需要对求美者的求美动因，特别是核心刺激源，进行深刻精准的测评定位。这又涉及专业的心理学工具和人物生活形态的求美动因与逻辑研究。这个部分是人物美学的技术领域，而人体美学没有涉猎。

（4）符合所述社会族群的审美共识（这一点人体美学也没有涉及）。人在本源上首先是生物性的，但现代社会人文科学对人的定义是"能够使用语言、具有复杂的社会组织与科技发展的生物"。人的社会学属性，决定人的容貌形态一定要符合所述群落的价值观，而不能成为不被接纳的"异端"。这里就涉及社会学领域的、求美者所生存的环境——历史时期、地理、人种、文化教育、社会阶层、个人经历等要素的研究。

综上所述，中国每天发生的医学上成功而审美上失败的医学美学设计作品，大量的求美者不满意之在，是因为指导理论的偏颇、不完善和人物设计应用方法的欠缺。

三、人物美学对审美差异化的认知

所谓"萝卜白菜，各有所爱。"为什么没有一个人的审美认知和别人绝对一致的？人物美学是这么认知的：相对于个体而言，审美有个体性，但总体上受审美的群体性影响和制约。审美个体组成审美群体，审美群体主导并影响审美个体。个体审美是"个体价值观"的"心理认知"，是一种基于不同时代（中国唐代以胖为美，今天的中国女孩以瘦为美）、地理（法国现在以健康亮泽的古铜色皮肤为美，中国以皮肤白皙为主流）、人种（人种的自爱，自我认同原理，不同人种都以本人种的容貌特征为审美习惯）、文化教育（审美是文化认知的一种，不同的文化对价值观的认同甚至会截然相反。这一点在宗教方面表现得最明显，比如十字军东征）、生活方式（农耕文明的崇拜图腾，比如印度的牛与草原民族蒙古族的图腾鹰之间的差别，就来源于不同的生活方式造就不同的价值观认知）、社会层级（摩登城市上海与偏远农村的审美认知就不可能一样，比如笔者的长头发在时尚圈叫FASHION，去乡下看望长辈就得挨骂）、个体经历（经历的心理应激反应）等要素"综合支配"下形成的。所以——

（一）美的原则有规律，有标准。美学能成为学科，是有着客观性、规律性、逻辑性、系统性完整的特点，因此才能用于教育普及。

（二）审美有普遍共识与取向，但审美没有绝对标准，正如容貌没有绝对标准一样。因为每个个体的经历都不一样，双胞胎在长大后，其面貌只能相对地相像，他们的美丽类型绝对不完全一样！笔者就经历过这样一个设计案例：一对39岁的容貌近乎一样的双胞胎姐妹，前来寻求年轻化的整形手术。姐姐是一位成功的企业家，她的容貌审美所要体现给社会公众和自我的感官效果，笔者设定为四大要素为主的气质构成，分别是："大气"——成功企业家所要展现的指点江山的气魄和气场；"稳重"——与人交往可靠可信的感觉；"睿智"——丰富阅历和成功之后的经验和智慧；"雍容"——成功之后的尊贵与从容。姐姐的形象以此结果为设计原则。妹妹是一位小学教师，她的容貌审美所要体现给社会公众和自我的感官效果，笔者设定为截然不同的另四大要素为主的气质构成，分别是："端庄"——教育者端庄持重的职业特性；"亲和"——一种少儿愿意接近喜欢的气质特征，没有一个以少儿为对象的面貌凶恶狰狞的教师是受欢迎的；"知性"——教育者应该具备的书卷气和善解人意；"秀美"——中青年女性应有的风姿和光彩。妹妹的形象以此结果为设计原则。可惜因为隐私权的原因，我们无法公开展示这个作品的术前和术后中远期效果比对。但理念上，我想大家应该明白设计要因人而异的理念。今天的医美整形，绝大部分的医生和设计者，是把不同的人变得比出娘胎前更像双胞胎，这是审美认知上的根本错误。

我们再换着从"视觉"的角度，来看待为什么没有人的容貌应该或会长成一样。视觉是在光影（显性因素）、情绪（相对隐性因素）的作用下的"视错加成"加上神经病理学所述的微动力表情支配下的容貌表现，而生活的境遇与基因/心理的投射，让表情肌形成固化记忆（常笑长笑纹、长期不开心脸就垮着）。所以，20世纪英国美学大家罗素说："你的脸写着你读过的书、走过的路、爱过的人……"综上所述，花有万紫千红，人的味道人的美各有不同。

（三）求美者个人心理认知与社群集体心理认知的二者和谐统一，是价值观喜好。这在本质上也决定了在任何地域、任何种族、任何阶层的社会族群，人的审美在总体上趋同，但个体上却是绝对的差异。

（1）个体方向：人物美学所述的核心要素的综合支配，哪个要素权重最大、排序几何？学术界没有绝对共识。总体上大环境要素"时代""地理"是最核心元素，人种的要素是从属于环境要素。为什么？首先，物竞天择已经论证清楚了环境总和的力量最大，黑人孩子出生在中国也会被认知同化

（而人体美学放大了人种在审美要素中的权重排序，这在应用时是站不住脚的）。其次是社会层级，因为近朱者赤近墨者黑与从众心理的认同与安全感。但到个案谁也说不清哪个影响占主导，比如有些人的特殊经历，"一朝被蛇咬十年怕井绳"或变态心理就是这样。所以，花有万紫千红，人无一例相同。

（2）社群心理方向：某些知名的网红，包括当年好声音红起来的吴莫愁，因为其迎合了那个阶段95后群体彰显自我、颓废、时尚、拜金、哗众取宠等形成人群追潮的价值观。这其中，日本卡通、韩国小鲜肉、欧美黑暗时尚风，对中国年轻人的流行文化的影响加成也不小。这里强调人身处什么环境，就会自我本能地寻求这个环境的接受和认同；当自我和环境格格不入时，就会自我改变和修正，并成为这种环境的和谐者，并排斥不同者。所以，人无一例相同，但人却排斥另类。

综上所述，应用到我们医美设计和施术，不但要关注求美者个体的审美，也要关注并帮助求美者的审美认知，与其生存生活的社交环境的审美价值观和谐匹配。这就需要在设计方案之前，一定要有科学严谨的审美需求的评估工具、方法、流程，才有真正专属定制设计出属于每一个人的美。

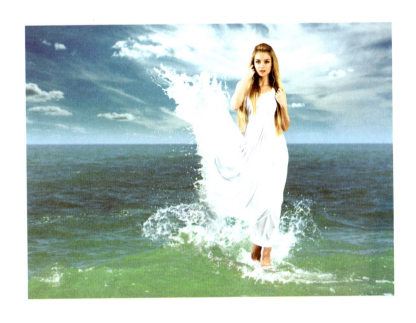

第十五章　美的愿景——想要的与想美的

唯有美的心灵才会看到美的生活。

——艾布马迪

人物美学设计应用五大美学理论：整体外形匹配体系；气质美学修炼系统；风格美学雕塑体系；品位美学定位体系；魅力美学呈现体系。

人物美学七步设计流程：形体解构；身心契合；气质构型；生态提炼；艺术演绎；技术论证；作品呈现。

一、两个误区与一个路径

实践工作中,我们常见一些医生和咨询师总是会坚定地迈入两个误区,而后无所适从。

(一)求美者说了算

基本的心理逻辑和语境是这样的:我可以给您我的审美建议,不过您有喜欢的样子吗?给图片看看,最终的样子怎么设计您自己决定吧。我是医院/咨询师/医生我负责做,能做到多少我如实并偏保守地告知您,医疗的安全和专业度上我负责,形态不满意您别找我!

求美者的问题点:我也不懂自己哪里不好,就是看不顺眼。或者,我不太喜欢我的×××部位,可是怎么样才漂亮我也不知道。您是专业人士您说说看?或者,按我(求美者)说的做,一旦做出来求美者又觉得不好看,她会问:您是专业人士您怎么不把关?我想做到的和您讲明白了,您做的不是我所讲的那样,您做不出来为什么还敢帮我做?

(二)我(医生或设计师)说了算

基本的心理逻辑和语境是这样的:我是专家该我说了算,我做了上万例手术有丰富的经验,我知道怎么做好看。或者,我知道医疗上我做到什么样子,你(求美者)的要求是不专业不科学的,医学技术上或个体条件上实现不了你的要求。或者,你想要的能实现但不适合你,你一定坚持后果你自己承担!

求美者的问题点:您的审美和我的审美一致吗?是我为自己的脸买单,

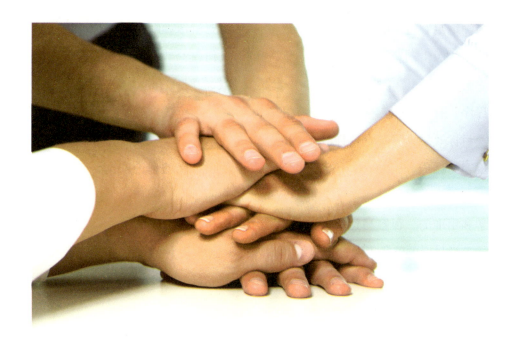

我有权想要我想象的美,而不是医生/咨询师你们认为的美。我要面对的生活和求美的心理动因您了解吗?我做的样子给谁看,要达到什么样的结果,您知道吗?

(三)一个路径——共识是可以很专业地达成的

不管选择听谁的,似乎都有一定的道理。但不管选择听谁的,都可能出现不可调和的矛盾!难道谁的建议也不听,蒙着眼睛瞎做?我们需要抓住问题的本质——通常,医疗上的共识比较容易达成。真正的整形医生有着学院的理论修养和多年的从业实践,因此向求美者的解释必须专业、清晰、明确和具有系统性。难度在审美认知上,即使在医疗的适应症评估上非常到位,当我们对求美者的审美认知测评、审美需求测评、审美效果测评不够精准的时候,基于测评的客观性不足,就一定导致分析的偏差,而分析的偏差就会不可逆转地造成美学设计方案的错误。当一个错误的设计方案出现,医疗的技术再好,施术也是一次审美的偏差甚至破坏,而不是精确地定制造美的过程。打个比方，测评出错就像诊断失误，把肝病看成肾病，医生割肾的水平再高，于问题的解决何益？"问题出在哪里，其实答案就在哪里"。如果我们建立一套类似于传统医疗的健康体检一样的，有程序、有步骤、有标准、有参数的关于求美者"审美认知、审美需求、审美目标效果"的综合性评测工具系统，并与求美者互动交流，那么共识就很容易达成。当求美者、咨询设计师和医生用同样的理论依据，在同样的工具平台上可视觉、有量化地进行彼此认知的交流，测评成果就一定是科学和精准的、很容易达成的共识。其后的分析、设计、施术，就走在正确的美学目标的路径上。这正是笔者的人物美学在设计应用中的工具方法。

二、想要的——设计的四个递进关系

这个环节是从美学的设计逻辑上，帮助医者与求美者厘清"为什么而美，要解决什么丑"。我们首先需要厘清非专业的求美者（但也许他们在生活的阅历、文化以及沉淀的审美品位要远远高于咨询师和施术者）她/他的内心最深层为什么要来医院造美，她/他要改造的部位是因为什么理由让他/她不可容忍？改变之后的容貌在生活的境况与心理的解脱上为什么能得到满足？多大程度的满足？这里有几个至关重要而又容易产生歧义或忽略的地方：

（一）有些求美者看似内心懵懂，是她还想不明白，而不是她/他的问题或者痛点不客观存在。否则您说出花来，都不会来医院。就算连哄带骗被带到医院，真正能让他/她愿意坐在医生对面的，一定是有痛点需求的心理基础。

（二）求美者自我认知的或表面认为的容貌美丑观，不但与审美客观可能对不上，甚至与他／她自己内心真正的审美认知也对不上，而他／她自己是不知道的。

（三）没有专业的程序、工具和方法，不是每个求美者都愿意告诉你求美目的的隐私内容。因为医生、求美者和咨询师都没有专业地意识到，这个心理分析评估过程，是造美设计不可或缺的基础程序。

（四）求美者的术后审美期待往往是被无意识地放大的，求美者不知道。但咨询师和医生要知道，并有对应的工具、方法和预案来进行审美心理的偏差纠正。

我在面诊求美者的时候，一定会问："您先给我个理由，为什么您想改变自己的容貌？理由客观并对您有足够的价值去付出整容的代价，我就帮您实现，否则我不是在帮您而是在消费您。"求美者来整容，不是来看病。传统的医疗定义上，单眼皮、双下巴不是病，他／她是来求美的。但求美是目的吗？绝对不是！请务必记住："求医是手段，求美是过程，求美的目的是在生活与族群交往中，容貌给求美者带来了心理的困扰和伤痛！这是一种容貌之病，更是心病，求美者需要通过容貌的改变获得生活境遇和心理困顿的解脱。"

要破解求美者心理困惑的根源，我们需要进入以下的技术流程：

程序一：求美者的社会坐标的模型画像

求美者的美学观的形成，缘于其生活环境和生活境遇的交互影响，美丑要应对的是其当下的族群评论与自己当下的心境。如果您不了解，您的设计和实现有可能很美，但不一定会和他／她生活中认知的美所对应，那么纠纷就已经埋下了种子。所以，我们在设计之前，头脑里要先完成求美者的社会坐标的尽量纤毫毕现的画像。所以，人物美学的技术标准测评流

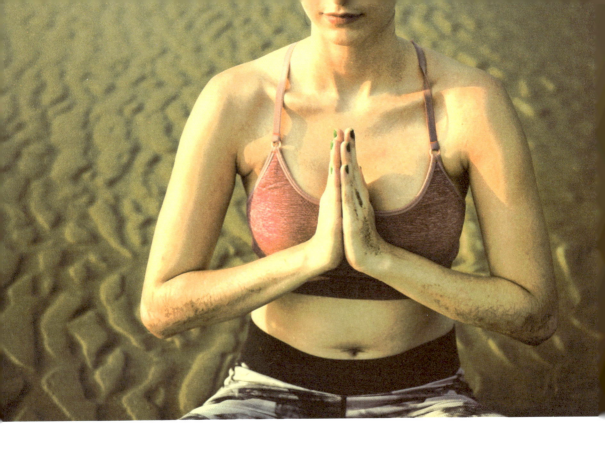

程里,就一定要首先掌握以下内容。

(1)年龄要素

心理年龄(心理的期待值)、证件年龄(身份证上的年轻符号)、容貌年龄(容貌呈现的年龄区间和特征)、社会定位年龄(社会生活中,包括社交、职场、夫妻相互等族群心目中理想和期待的年龄位置。比如医生的职业,过分年轻的容貌就相对不符合患者的心理预期)、体质年龄(生理的自然衰老水平)的相互作用,为美容年龄(医疗美容所需要为求美者实现的呈现在容貌上的年龄区间)的技术设定提供了依据。而美容年龄的技术设定,又需要技术关联求美者个人接受与社会角色期待的年龄坐标。所以,帮助求美者年轻多少岁,绝不是医生水平能做到多年轻就多年轻的医术炫技,需要界定到什么年龄合适才是设计的"有的放矢"。这是一个科学的美学技术逻辑,笔者甚至还有过刻意帮助求美者设计变老的案例。

（2）家庭要素

家庭决定了教养层次、生活方式、关系位置、消费习性等。统计学研究表明，在大样本意义上，什么样的家庭、什么样的环境一定养成什么类型的人，不同的家庭背景对审美层次的认知和要求是截然不同的。笔者就经历过这样一个案例，一个五官精致、身材异常妖娆性感的女士，因为要嫁入公务员的家庭，为取悦家庭中保守稳重的公婆的认知喜好，要求做瘦胸手术。

（3）行业要素

个人或家庭所从事的行业对人的容貌的喜好偏向的影响十分巨大，比如上述年龄要素里我所提到的医生的。再打个比方，从政与从事娱乐业的不同，求美者个人和她的圈子对容貌的呈现的"味道"也绝不相同。您很难想象，一个风情万种妖娆女子，在政府机关的公务场合站在领导边上，是什么画风。这里特别提醒：在南方深港澳地区，经商与从政群体的求美者，对美容之外的命格风水、流年运势、所属行业的五行与容貌的关系是普遍关注的。

（4）其他包括职位要素、信仰、学历、特殊经历等组成求美者社会坐标的"影响源"

综上所述，求美者的社会坐标的精准确立，可以帮助设计者了解求美者的生存环境，知道求美者审美要应对的心理环境和社会认知环境。再次强调一下：人物美学的形象设计需要帮助求美者实现个人心理与族群审美心理二者的和谐统一。

程序二：求美者审美需求的自我心像模型

从来没有无缘无故的求美，特别是心理恐惧本能反应的医疗求美行为。求美者的生活境遇投射成心理的困顿，其困顿心理的寻求解脱直接指向了医疗求美。求美者审美需求的自我心像，也就是他/她自己"理性的需求"

里认为的我需要变成怎样才是"对的",这种"对的"就是他/她认为美的,反之就是丑的。其主要的心理逻辑如下:

(1)求美的标的认知:我觉得我哪些部位是丑的、很丑的,丑的不可忍受必须马上处理的?

(2)求美的意愿认知:我了解到的讯息该去哪里做?找谁做?怎么做?

(3)求美的审美认知:我认为我变成什么样子是漂亮的?

(4)求美的样板认知:漂亮的依据就是我见过的某个人或某张照片,我觉得事实中有存在,而且恰恰是我认同的,这个参照物通常是明星等公众人物,或者身边密友可比对的容貌。

而作为专业人士,我们要把这些心理意识、技术性转化成美学的设计。这就需要设计者对求美者心理有客观的判断,并给出查有实据、客观准确的分析、解答,以此换取求美者的信任,并帮助到他/她建立正确的审美诉求,最终达成设计的共识。

求美者心理投射的某些厌恶的、要改变的部位,承载了他/她或身后的族群认知的美丑。但是,如果真按着这么做了,有经验的业者会经常发现,有些求美者并没有变得像他/她所期待的那样漂亮起来。为什么?因为求美者变美的心理祈愿,在感官判断上是整个人,最少是整个大区块来看的,比如整个身材、整张脸。如果不基于整体设计的局部部位设计改变,不一定有效果,反效果的概率相当大。举例说明:曾有一个鼻子整形成功但发生纠纷的案例。医院的专家给求美者做了一个精巧挺翘的小翘鼻。但从鼻子而言,其美学语言一定是年轻度16~23岁之间的轻质美少女感觉。但是求美的女士的面部其他部位的衰老表现是其40岁女人的显著特征。鼻子的年轻化放大,凸显和反衬了颜面部的老化(这是典型的有比较就有伤害,就像我们站在姚明的身边,高的更显高,矮的更显矮)。实质上,这是求美者错误的美学观和认知投射。但评价时,她不会只看鼻子而把其他部位都遮蔽起来。她要看的是整张脸，她要找的是一种感觉——花钱整形之后整个人变美的感觉。因为其内心真实做的不是鼻子，只是她认为鼻子做了就一切OK！而当初，她拿着朋友的照片要求照着做。可是她觉得美的时候，看的是朋友照片里整个人的感觉，只是鼻子比较突出。而自己的鼻子比较不满意，所以鼻子就成了错误的心理移情的标的物了，整个过程就是这么回事。一个纠纷，蒙圈了整个医院从咨询到主刀到客服主任……

所以，求美者自我心像模型的建立，是需要下列"标准化构件"的，并由我们专业人士用科学的方式来有效应用，这个环节的精确把握通常体现在见诊实践中，是伴随着"审美预期的心理矫正"进行的。

（1）人种预期

求美者心目中的人种审美的自我期待，我几分中国人、几分欧洲人、几分北方人南方人？哪里是当下时尚的什么感觉？这个预期在年轻男女性中权重很大，比如网红脸。很多想做成洋气的什么欧式、韩式，且不说求美者组织条件够不够，其形态结构需要哪些部位的系统性配套，哪些美学亚单位的构型特征？"单兵不成军，单部位不成型（不

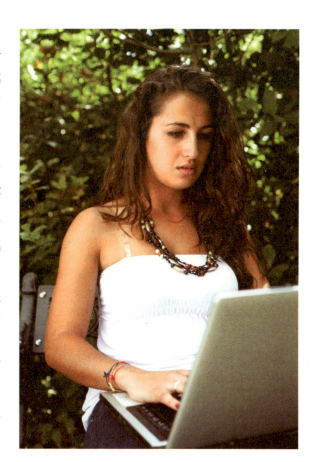

管哪个人种的型）"。为了避免弄出很多中不中、洋不洋的一脸怪异的容貌，我们就要对人种特征、人种形态组成成型效果有精确的认知。

（2）年龄预期

永远别再说一下让您变成十八岁，或年轻十岁以上，适合才是最重要的。求美者的心理期待年龄，与适合年龄大概率会有偏差，我们应该以术后的美容年龄为基准（见上文）。

（3）性别预期

求美者期待的女性化程度、男性化程度、中性化程度。

（4）气质预期

花有万紫千红，人无一例相同。不同的人有不同的气质，但气质的构型就像一块未经雕琢的宝石原矿，有很多的杂质。破解求美者的气质构成和占比，我们就要像玉石的雕刻家一样：

①发现美：找到本质，否则设计就是无中生有的东施效颦，最终空有其形没有其神。

②提纯美：人的身上是有多重气质的复杂组合。在人物设定上，一定要保护放大高级感的，比如知性、优雅特质，放弃负能量和低级感的，比如狡黠、抑郁。

③雕琢美：这是存优去劣的过程。比如虽具有林黛玉的气质但却长着一双粗挑眉，这就是气质和容貌的不匹配。眉的形态就要被雕琢掉，变成般配的弯弯浅浅的细柳叶眉。

④艺术美：任何美的作品设计，油画、书法、雕塑、诗歌、音乐或者人物之美的表现，一定是以艺术的形态出现的。但医美的人物艺术，是遵循生物学人种形态基础上的源于生活、高于生活，最终回归生活。我们明晰求美者想要体现的气质之美，从专业角度为求美者打造最适合呈现的气质之美，都是从了解求美者的气质开始的。

程序三：求美动因——刺激源与次重要关注点

求美者的美学观的形成，是缘于其生活环境和生活境遇的交互影响。通过上述两个程序的求美者测评，我们破译了求美者的社会环境和自身心理是如何形成"审美心理的总体大环境"。环境只是客观基础，而"诱因"是直接引发所有即刻的求美冲动的心理，找到它，对症下药，这样的结果才是有的放矢。

我在面诊求美者的时候，一定会问："您先给我个理由，为什么您想改变自己的容貌？理由客观并对您有足够的价值去付出整容的代价，我就帮您实现，否则我不是在帮您而是在消费您。"

目标结构其实是有统计学数据的：主要是为了满足自己、婚恋、社交、职业、家庭、其他等要素。当然，这其中的多种要素都是求美者会关注的。但要素的权重一定是因人而异的。

当我们找到目标痛点的时候，结合程序一、程序二的综合评估，我们基本从求美者的心理路径上就厘清了求美者"因何而求美、求美之后要达到什么结果、解决什么问题"？一个务实理性逻辑的证据链也就相对完整。这个时候的设计，是深层次而且有共识的。

程序四：容貌美学问题点的重置

到了这个流程，我们的设计者需要具备以下的能力素养：

（1）美容医学的基础知识，为求美者从医疗上进行负责任的把关；

（2）人体美学的形态、结构的基本数据和规律；

（3）基于人物美学关于整体设计能力；

（4）用事实说话，用数据或证据证实，通过评估、沟通，矫正求美者对自己容貌满意点、纠结点，帮助求美者并与医生、求美者就真正需要动的、该怎么动的部位达成共识。

我们用一个案例来诠释整个技术流程的逻辑。以下是来自深圳广和整形门诊的一例科研合作。笔者受尹卫民博士邀请，共同参与了一个求美者的就诊设计咨询全程。

★求美者姓名：略。

★性别：女。

★年龄：28岁。

★婚姻状况：未婚。

★籍贯：湖北某县农村。

★职业：深圳，某中端白酒业务销售。

★学历：大专。

★经济条件：一般，需要分期付款，5万元左右，偿还能力差。

★心理状况：轻度神经质、敏感。

★气质个性：亲和、浪漫、甜美的少女特点，心境年龄比实际小5~8岁少女版的关之琳模样。

★医疗手术的生理条件：具备。

★容貌特点：

骨骼特点：正面轮廓面、头的长宽比100∶73.5，下颌角略宽，立体面典型中国女性偏扁平的脸盘。（其他略）

皮肤组织特点：一般化，出现泪沟、法令。

五官特点：眼唇眉处没有纠结点，关注点鼻子短、山根低陷、鼻翼宽、鼻小柱短、鼻头下搭。

★自我认知：审美标的物聚焦到鼻子，审美的认知样板参照是某个瓜子脸明星五官精巧、年轻饱满的脸型之下的少女形象，求美者突出关注和喜欢该明星挺翘、线条弧度精巧的鼻子。

以下是人物美学审美测评技术流程的结论概述。

程序一：求美者的社会坐标的模型画像

（1）求美者的生活处境对容貌的需求：最迫切的是婚姻问题（实质 28 岁，看起来 28~33 岁），矛盾点是她的容貌在对标男性求偶者 25~35 岁男士心目中想要找的年轻姑娘来比对，显然要缺乏竞争力。

（2）求美者的生活处境对容貌的需求：次迫切的是职业竞争力问题，以求美者的社会关系资源、能力、个性来评估，最可依仗的职场竞争力来自于她原来漂亮可爱的容貌，这一点一直是从小到大被重复验证，并在心理上形成认知惯性的。而目前这种竞争力在其他年轻同事面前、在酒的消费者面前正在失去优势。

程序二：求美者审美需求的自我心像模型

（1）求美者的心理处境对容貌的需求：求美者心理年龄一直处在 20 岁左右的阶段，无法接受自己的老化，所以迷恋某少女明星其实是一种心理的移情状态。

（2）求美者气质的亲和、浪漫、甜美的少女特点和容貌的老化不再匹配，所以神态在视觉上无法自我面对。

（3）求美者错误地认为自己最大的缺点即鼻子就是自己所有的缺点，而意识不到，现在的神态和容貌是整体老化和不太精巧的鼻子相互放大的效果造成的。

（4）为了矫正错误的审美认知，避免错误的审美预期，这里我们及时做审美心理矫正，否则这样一例神经质的求美者，一定有纠纷的存在。

程序三：求美动因——核心刺激源与次重要关注点

表面上的问题是鼻子形态，实质是婚姻和职场的竞争力带来的心理压力。在某个偶然的事件中，刺激并突破当时的心理承受防线，造成求美者在没有什么经济能力的情况下，寻求鼻整形的帮助。所以在这个偶然事件中，因为别人说她鼻子不好看，比如她喜欢的男士说的。那么解铃还须系铃人。我们要破解掉这个核心刺激源，甚至从根源的社会环境改善和心理环境上改变，那么应激性心理问题自动就化解了。方法一：做出这个男士喜欢的鼻子类型。当然前提是她的容貌没有问题，仅仅真的就是鼻子问题，否则不成立。方法二：帮助她回到自我认同的 20 岁前后的容貌，让更多的客户认同她，让更多的人喜欢她说她漂亮，从而加强她的自信，提高心理承受水平。

程序四：容貌美学问题点的重置

基于上述的技术测评，我们帮助求美者不再错误地聚焦鼻子。并用一目了然的案例、科研图示、技术比对、效果模拟等工具技术，为求美者呈现专业的设计理论和清晰逻辑，促成审美共识的重置，从面部的年轻化改善与鼻子形态短板的综合术式一起着手。从而，只要医疗实现严格按照美学设计的方向路径实现，术后的纠纷是不存在的。

三、想美的——美的三大构件

"求美者想要的"，是一种审美上的"理性"。而"求美者想美的"，却是审美上的"感性"。本章主要从美学的设计逻辑上，帮助医者与求美者厘清"解决该怎么美、要动什么地方？让想美的结果，刚好是求美者想要的"问题。提到美，就不能不提美的三大构件。

（一）型之美

是形之美，还是型之美，这在专业领域是有争议的。目前大家都很敬

第五篇 杜比讲——人物美学知识

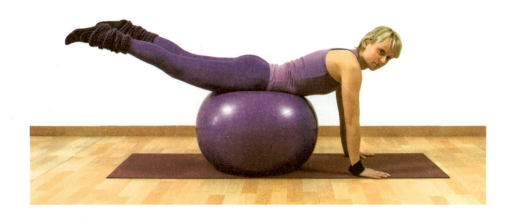

重的鼻整形专家牛永敢博士就提出了很专业的主张。形与型这两个字要代表的内容差别很大。形，更注重人的本身形态、模样。型，式样、构建，更注重人的模样所代表的类别，或设计味道和艺术风格，"形神韵"和"型神韵"都很有道理，只是代表了不同的设计思路。就我个人的倾向，应该是型之美。比如，双胞胎的容貌、形可能极度相近，但型一定各有不同。我认为一个人的美，是型神韵的三者合一，形成的属于涵盖自己气质、品位、风格的魅力类型，而这个魅力类型要落地体现在容貌上，这是型的领域。或者说，"神之美、韵之美"能不能落地到容貌的形态上，就是看有没有"型"。

（二）神之美

神是神采的意思。我们形容一个人的时候，常用的美学描述：神采奕奕、容光焕发、珠圆玉润等表现出生命力健康、精神力的旺盛和情绪力的蓬勃向上。生命力之美比如婴儿般白里透红的皮肤，精神力之美比如美目生辉，情绪力之美比如春风得意的成功喜悦。人之所以是活灵活现的人，就来自于此。而空有其形的人，比如大家见到刚刚过世的女尸，即使形态没有任何走样，却没有哪个正常人会对其产生美感。而气色不好的生理期的女性，其美貌程度就会明显比平时下降。

（三）韵之美

韵是韵味的意思，承载的是每个人独特的气质（这是一个人文化、性格、举止、涵养、品性等灵魂质感的总和）。每个人都有自己独特的味道。花有万紫千红，人无一例相同。真正的设计要想做到神型一致、内外和谐，就一定要做出他/她的韵味。

这里我们做下比喻：中国审美文化里，一直有把女人比喻成花。比如中国唐朝的李白应唐玄宗的要求，为宠妃杨玉环作了一首词《清平调》，产生了千古名句："云想衣裳花想容，春风拂槛露华浓。"如果型之美描述了花的形状和式样，神之美就是花的色泽（所以褪色的残花败柳就是用来形容干枯、颓败、形态老化走样缺乏生命质感的女人的），韵之美描述的就是花的独特香型。人的美在于，型、神、韵的和谐统一。亦如花之美在于，花型、花色、花香的和谐统一。试想一下，牡丹的花型、玫瑰的花色、梅花的花香三者生搬一块儿，想想都疯了（可很多手术就型不配神、神不配韵地瞎做）。

不管求美者生活中、个体心理上想要通过变美满足什么，想要的美和真正呈现的美必须是一致的，这永远真实地存在于求美者内心的潜意识里。虽然，没有经历过专业研修的求美者并不能从审美逻辑上建立这种理论认识，但这是人性的铁律，也是美的铁律，是我们的设计者不得不去遵循的。

当然，进入设计环节后，我们还面临着很多问题，比如，怎么动？为什么？凭什么？依据、参数、案例示范；在施术环节，我们还要面临医疗的适应症、禁忌症、可实现性与风险把关、术式、工艺、产品、项目选择、时间、步骤的制定；在效果预估环节，我们要做的工作还有很多。因为本书的宗旨，是给专业人士和求美者茶余饭后看的书，所以太专业化的细节不是本书的篇幅可以承载的。当然，即使单单完成上文的"求美者需求精准测评与模型画像"，就需要设计前端的测评人员具备一定的行为心理学的能力，并接受评测工具的专项技能研习。

第十六章
美的呈现——坐标点和关联技术

美是物在人的主观中的反映,是一种观念。

——吕荧先生《美是什么》

坦率地讲,医学美容不过是诸多使人变美的方式之一种。此外,还有诸多的方式方法影响到人的形象,都需要求美者和医美工作者意识到。将众多美化方式有机地融合在一起,才是塑造美丽的全方位把握。

一、求美者的目的是整个人变美

日常的社会生活中，影响到美的呈现，仅仅依靠容貌或者身材是远远不够的。实际上，服装、珠宝配饰、鞋履、香氛、发型、妆面等，是和人整形或不整形后的容貌一起组合搭配后的感官效果，来影响人的直观审美判断的。而上述的造美品项彼此之间相互组合，呈现在人的身上，还受到种族、肤色、季节、身份、职业、场合等各种因素的影响，并随之变化。所以，当我们站在造美的这些分类技术的视角去看待人物的整体美、协调美与自然美，相当于站在半山腰去看整个山的全貌；当我们站在其中一类的造美工具技术的视角去看整个人物美，就相当于盲人摸象一样，摸到哪里就以为大象是什么，这是以偏概全的原则性错误。所以，人物美学主张站在整个人物审美的高度，去驾驭这些造美的门类应用。打个比方：如果人物美学在对某个求美者的实践设计应用中的设计思想，是西洋管弦乐团要演奏的乐曲，那么整形美容、服装、珠宝配饰、鞋履、香氛、发型、妆面等实现技术，就好比乐团的维奥尔琴、长笛、双簧管、木管号、长号、鼓和羽管键琴等。它们各自演奏但彼此配合，是围绕着人物美学的指挥棒，有思想、有灵魂、有艺术表现地完成整个乐曲的分工合作的。

回归到本书主题的整形美容的美学设计应用。如果每个求美者的人物之美都是独一无二的乐曲，就像每一个人生都是独一无二的一样，那么每一个求美者在人生的某个阶段，都有一个美的坐标点。而整个人生的美的坐标点，其连接轨迹就是一条人生的生命线。这里，人物美学把它定位为

第五篇 杜比讲——人物美学知识

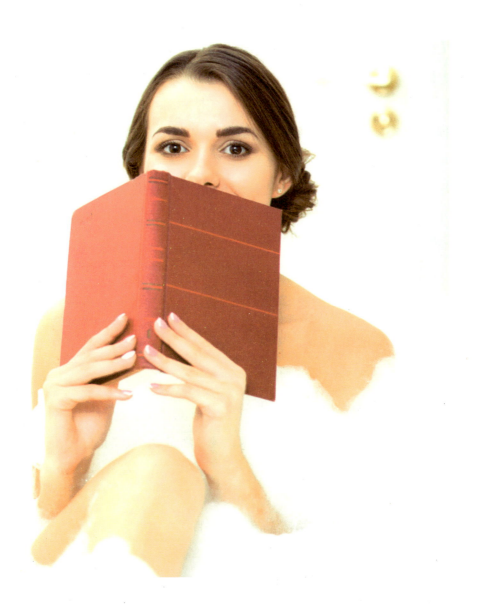

美的坐标定位是 Z 点，而坐标来缘于横纵二维的交互点：横轴 X——以容貌本体为核心，实现整形、美发、美容、化妆、服装、配饰等工具美学在人物上的整体协调应用，表现为人容貌的形式形态、皮肤色泽质感等直观的东西（类比电脑的硬件）；纵轴 Y——气质、个性、仪态、修养、语言等

无法直观但客观存在的"软"的东西（类比电脑的软件）；而审美认知的坐标 Z 点：是"软"的东西能通过参数的规律数值，设计应用到"硬"的人物形态上，达到"型神一致"。打个比方：佛教寺庙里的弥勒佛，在雕刻的时候，如何把佛的神韵体现出来呢？在审美语言的应用上，弥勒佛全身所有部位的形态包括美学亚单位，均是饱满圆润的弧线构成。弧线曲率半径大多相近，从而通过视觉，使不同的人产生共同的知觉——"慈悲，开怀"。从某种意义上说，整形美容只不过是在人的身上做艺术的雕刻而已。

二、各种美学实现技术的关系

在这里，我们还需要明确一下，整形美容、服装、珠宝配饰、鞋履、香氛、发型、妆面等美学实现技术，彼此之间对人物美的塑造的价值权重和相互间的从属关系。

（一）整形美容

"姑娘，如果您长得漂亮，穿什么都百搭；如果您长得丑，穿什么都白搭。"整形美容、服饰、珠宝配饰、鞋履、香氛、发型、妆面等美学实现技术，都是为了实现人的美。而其中只有整形美容是直接作用于人本身的形态改变的，所以造美技术的价值之王非整形美容莫属。

（二）化妆美学

直接对整形美容技术产生辅助影响的是化妆技术，有道是"整形是相对长久的化妆，而化妆是一时的整形"，二者共同作用于人的容貌表面。如果整形后的容貌漂亮，则化妆就能轻松简单地达成漂亮。

第五篇 杜比讲——人物美学知识

（三）发型美学

发型也是整形美容的辅助技术。毛发移植的发际移植，其实是通过医疗技术实现的补充发型技术。"发型改变脸型，发色影响肤色"，就说明发型技术也起到了整形美容的部分功能，但也仅仅是个有效补充。

（四）服装、珠宝配饰、鞋履美学

这三者是主要作用于人的躯干的造美技术，在产业分类和美学应用分类里，都归结到服饰的穿戴大类。服装是服饰品项的核心，影响人的身姿体态，也反映人的审美品位与风格特征；珠宝配饰、鞋履等所占的面积通常要小很多（包括作用于头部的帽子、围巾、耳饰）。鞋履是服装的辅助，但起到服装审美的画龙点睛的作用。没有这些小件配饰的搭配和诠释，服装就像一道缺乏调味品的主菜一样没有生命力。而另一句"远看身姿近看脸，坐在一起眼对眼"，说明人与人之间交流的行为逻辑。这里也隐含了身材或者身姿在美学价值上，是从属于面部的。事实很简单，身材再好，身姿再迷人（身材好不见得就一定身姿迷人），身份证也不拿身材或一对胸做照片吧？人的最核心辨识度是面部。而服饰大类是主要作用于身姿的，所以也就决定了是整形美容的配套从属美学地位。所以，医学施术的时候，要考虑身材自我的匹配。但身材的总体形态要依据面部的立体廓形，立体轮廓架构系统与皮肤软组织系统为并列关系，参照五官神韵系统。

（五）香氛美学

有句话耳熟能详——闻香识女人。香氛的味道就是女人的味道。人的味道就是女人的气质、品位的独特气息，所以，香氛是服饰和整形美容之外，独立地诠释一个人魅力本质的美学形态，是人物美画龙点睛的艺术诠释，是视觉、听觉之外嗅觉对美的表达。

综上所述，如果我们对于求美者的美学设计作品是一个乐队完美演奏的乐曲，那么任何一个技术门类的失误，不管是技术实现不到位，还是演奏思想不统一，作品一定不会完美。作为医美行业或其他行业的造美者，系统的人物美学设计的理论基础，就相当于指挥家的全局观和技术把控能力。